Wege auf Wasser und Feuer

Vom Krebspatienten zum

ULTRAMAN®
ENDURANCE CHALLENGE

Klaus Haetzel

KATZER
Kollektiv

Ein Wort zur Neuauflage ...

Vor 25 Jahren wurde „Wege auf Wasser und Feuer“ frisch nach dem Dreitagestriathlon Ultraman Hawaii 1988 geschrieben und gedruckt. Der Autor feierte damit seinen Sieg über den Darmkrebs. Das Buch fand in den Medien viel Beachtung, aber auch Kritik. Im Februar 2014 hat die Sporthochschule Köln auf dem Kongress der Deutschen Krebshilfe jetzt erstmals eine wissenschaftliche Studie über intensive Ausdauerbelastung bei Krebspatienten (Teilnahme am Halbmarathon) vorgestellt und die sensationelle Wirkung für die körpereigene Tumorabwehr vollauf bestätigt.

Der Chirurg Dr. Rudolf Häring, der mich im Klinikum Steglitz 1979 vom Darmtumor befreite und wegen meiner unkonventionellen Behandlungsideen tadelte, starb im November 1998 im Alter von 70 Jahren – an Darmkrebs.

Die alten Auflagen meines Buches sind vergriffen, den econ Verlag gibt es nicht mehr. Wohl aber ein Interesse an dem Buch, wach gehalten von Weggefährten wie Dr. Ulli Strunz und vielen anderen.

Ich habe mich deshalb entschieden, den Klassiker des Extremsports in meinem eigenen Verlag KATZER KOLLEKTIV mit geringen Änderungen und Korrekturen neu aufzulegen. 1992 habe ich den Ultraman Hawaii Wettkampf mit drei Berliner Freunden und dem Sportkameraden Ulli Winkelmann wiederholt. Wir hatten ein Jahr fleißig trainiert, nur um bei unserer Ankunft in Kailua Kona zu erfahren, das der Veranstalter Curtis Tyler den Wettkampf aufgegeben hatte.

Wir – zwölf Starter aus vier Nationen – haben mit Hilfe unserer hawaiianischen Freunde vom Kanuclub, vom Bikeshop, der Presse und einheimischen Teilnehmern das Ereignis dennoch stattfinden lassen. Es wurde ein Erfolg Dank Jane Bockus, Lesly Curtis und Joanne vom Kanuclub, Mehrfachsieger Gary Shields, Cowman und Hannes Blaschke, Dank auch der Tatsache, dass wir unter Teilnehmern und Publikum eine Spendenaktion für die Opfer des Hurrikans „Iniki“ starteten, der einen Monat zuvor die Nachbarinsel Kauai verwüstet hatte.

Seitdem hat sich dieser Dreitagestriathlon mit 10 km Schwimmen, ca. 430 km Rad und einem abschließenden Doppelmarathon in mehreren Ländern der Welt endgültig durchgesetzt. „There are no limits“, oder wie es in der hawaiianischen Hunareligion heißt:

Kala.

Für meinem Freund und Ratgeber Dr. Ulli Strunz.

Lieber Ulli, danke für alles!

I.

Ike

The world is what you think it is (Huna)

Der Krieger wählt sein Schlachtfeld selbst. Er zieht nie in die Schlacht, ohne zu wissen, wie das Schlachtfeld beschaffen ist.

Castaneda

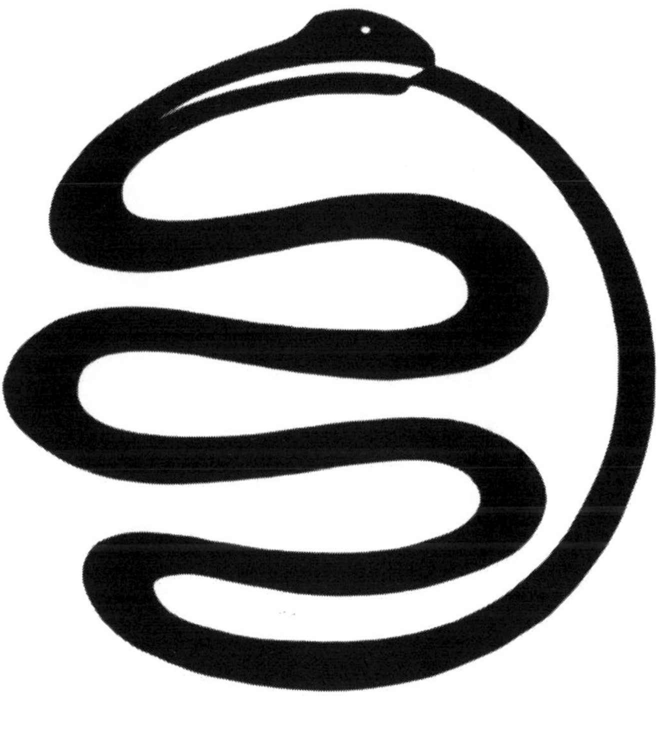

Die Sehnsucht hat viele Gesichter. Zum Beispiel dieses Kid. Vor zwei Jahren traf ich den winzigen Kerl auf den Straßen Kailuas. Kurze Stummelbeine, die Hände fast am Körper angewachsen. Auf seinem Skateboard schoss er im Zickzack über das Pflaster, nahm Borsteinkanten und andere Hindernisse wie ein Mauersegler, drehte Pirouetten. Er trug seinen kreisrunden Strohhut und strahlte wie die Sonne Hawaiis. Man fand ihn am Strand und in der Disco. Die Mädchen liebten ihn wie ein Spielzeug.

Die Sehnsucht hat viele Melodien. Zum Beispiel den Mississippiblues. Er drang aus einem Kofferradio, mit dem sich die Zimmerleute beim Dachausbau einer Villa die Zeit vertrieben, als ich an einem heißen Novembermorgen den langen, steilen Kuakini Highway nach Keauhou hochrannte. Wie gut dieser Blues nach Hawaii passt, dachte ich, das ist genau die Musik für diese schweren Gerüche nach süßer Verwesung, nach Orchideen und zertretenen Guaven, nach Papayas und verfaultem Wasser im Dschungel.

Die Sehnsucht hat tausend Hände, die winken uns zu mit abgespreiztem Kleinfinger und Daumen wie zum Spagat, beim Wettkampf, beim Wandern, beim Streunen und Rumstehen. Der hawaiianische Gruß „Shaka bra", bleib locker, Junge.

Die Sehnsucht hat zahllose Geschmäcker. Zum Beispiel nach schwarzgebranntem Konakaffee zum Frühstück mit Melonenmüsli und Makademianüssen. Nach Liebe an wilden Stränden, nach trunkenen Nächten und schweißtreibenden Tagen, nach Salzwasser – sie sagen hier „kai" dazu -, nach im Erdofen gebakkenem Schwein, nach Holzkohlefisch, nach endloser Sonne, nach endlosem Horizont, nach Nichtstun.

Seit ich zurück bin aus Hawaii, ist etwas in mir, das sich nicht mehr schließt. So will ich es halten. Die alten Panzer, die schon bereitstanden, will ich nicht mehr anlegen. Ich halte mich offen für Licht, Wärme und Nähe. Endgültig zurückgekehrt zu jener Verletzlichkeit, mit der ich vor neun Jahren die Klinik verließ.

Die Sehnsucht hatte damals noch keinen Namen, was gestaltlos geblieben, ich jagte ihr nach wie einem Engel. Ich kämpfte um sie wie Ahab um den Weißen Wal, aber das, was man Seele nennt, duckte sich einfach und blieb unangreifbar.

Ich rannte damals buchstäblich um mein Leben. Meine Selbstvernichtung hatte zuvor, im Akkord mit der Welt, in der ich lebte, ihren vorläufigen Höhepunkt erreicht: Darmkrebs im fortgeschrittenen Stadium, adenocarcinom nach Dukes C1. Mit dem Skalpell bahnte sich der Chirurg den Zugang zu mir, den ich selbst nicht mehr fand, und entband mich von einer Geschwulst, die so groß war wie eine Kinderfaust.

Die Chancen, von diesen Wehen zu genesen, wurden gering erachtet, da ich mich weigerte, Lymphknotenmetastasen mit Radio- oder Chemotherapie behandeln zu lassen. Diesen strammen Knaben, den ich in die Welt zu setzen gedachte, wollte ich mir von keiner Hebamme verhunzen lassen. Mir ging es um nicht mehr und nicht weniger, als mich selbst noch einmal neu zu gebären. In Dr. van Aaken, der weisen Eule von Waldniel, fand ich schließlich den verständnisvollen Partner für meinen Sprung in das zweite Leben. Danke Doc! Gut, daß es dich gab!

Deine medizinischen Theorien mögen im Detail nicht haltbar sein, als Lauftrainer bis du hoffnungslos hinter dem Mond. Aber du hattest etwas, dem die Epigonen der Wissenschaft vergeblich in ihren Labors und Reagenzgläsern nachjagen werden. Du warst so dicht am Leben. Ein Händedruck von dir war schon die halbe Heilung.

Mensch, deine vollgestopfte Praxis sah immer so aus wie die Bahnhofsmission an Heiligabend. Scharen von Bauern und Bauersfrauen aus der Umgebung verwarteten den Tag, als ob sie Zeit und Ort vergessen hätten. Und dazwischen tippelte ein ganzer Hühnerhof deiner aufgeregten Jünger der Laufkultur umher. Also wirklich Doc, ein Fundbüro wäre leer im Vergleich zu all dem Krempel, der sich in deiner Praxis stapelte!

Aber dann ging die Tür auf und du warst da, mitten unter den Menschen. Nicht von oben herab, das verbot schon dein Level als Rollstuhlfahrer, nein, Auge in Auge mit den Sitzenden hattest du ein gutes Wort für jeden, ein offenes Ohr, Rat und Tröstung. Immer wieder nahmst du zwischen den Einzelbehandlungen deine Audienzen vor, ein vollendeter Gastgeber, ein aufmerksamer Hirte. Das Wartezimmer erschien gleich in einem anderen Licht, keiner war unwichtig. Dieser Arzt besaß die Kunst, hinzuhören und einen hinhören zu lassen, wenn er sprach.

„Was wiegen Sie?", hatte er mich am Telefon gefragt. „62 Kilo." Das war in der Tat alles, was die Darmoperation mit anschließender künstlicher Ernährung auf meinen 1,83 Metern übriggelassen hatte.

„Gut, halten Sie das Gewicht!" lautete seine Weisung. „Und essen Sie wenig, aber hochwertiges Eiweiß." Zur Verbesserung der Eisenwerte empfahl er außerdem Kalbs- und Schweineleber, die sechs- bis siebenmal soviel Eisen wie die gleiche Menge Spinat enthielten. Von den anämischen Vegetariern hat er nicht viel gehalten.

In seinem Behandlungszimmer war ich dann enttäuscht, dass dieser Mann, der solchen fundamentalen Wert auf das Körpergewicht und das Heilfasten legte, nur über eine ordinäre Badezimmerwaage verfügte. Aber er nahm sich Zeit mit mir, als ob der Abend uns beiden allein gehörte. Er baute mich psychisch so weit wieder auf, dass ich mich schon fast als geheilt entlassen fühlte. Er verordnete mir sämtliche Vitamine der B-Gruppe und Zinkorotat – täglich vier Dragees – sowie Dexa-Attritin, das ich aber nicht genommen habe.

Vor allem aber sollte ich täglich ein Schlenzbad nehmen, um mit dem künstlich erzeugten Fieber im Körper die Krebszellen abzutöten, und sofort das Lauftraining wieder aufzunehmen. Es freute ihn zu hören, daß ich damit schon im Krankenhaus begonnen hatte, obwohl die Ärzte die größten Bedenken wegen der frischen Operationsnarben geäußert hatten. Von einer Bestrahlung riet er dringend ab. Ich habe mich an seinen Rat gehalten und bin nicht schlecht dabei gefahren.

Natürlich hatte ich schon während der zwei Wochen meines Krankenhausaufenthaltes alles verschlungen, was es an Büchern von Erich van Aaken gab. Sehr zum Ärger meines Professors, der meinte, solche Lektüre gehöre den Patienten zu ihrem eigenen Wohl verboten. (Ein feiner Kerl war er trotzdem, der Professor, ein Chirurg, der sein Handwerk verstand.) Ich fühlte mich durch die Schriften van Aakens bestätigt.

Mit dem Laufen hatte ich vor zwei Jahren begonnen, da gab es in meiner Welt das Wort Krebs noch nicht. Die Lust dazu kam urplötzlich, ich gab dem Drang täglich mit Freude nach. Ein sportliches Vorleben hatte es nicht gegeben, das Wort „joggen" war 1977 hierzulande unbekannt. Im Frühjahr 1979 lief ich meinen ersten Marathon, im September den zweiten.

War es ein Zufall, der mich zum Laufen brachte? Mein fußloser Freund Pete Strudwick nannte es „Animalinstinkt". Nach zwei begeisterten Laufjahren war ich überzeugt, dass Laufen gut gegen alles ist, auch gegen Krebs, obwohl es für mich noch immer nicht den geringsten Grund gab, über so etwas nachzudenken.

Der Grund kam plötzlich und unerwartet. 14 Tage nach meinem zweiten Marathon überfiel mich beim Waldlauf am Morgen ein heftiges Darmkollern. Ich erreichte die Waldtoilette mit Mühe, verlassen habe ich sie dann kreidebleich. Das Becken war bis oben hin voller Blut und sah wie eine Schlachtschüssel aus. Erst zwei Monate später fand man die Ursache heraus. Eine tiefliegende Geschwulst, die schon durch den Dickdarm in das umliegende Gewebe gedrungen war, hatte einen Riss verursacht.

Ich war in den zwei Monaten, seit sich mein Körper in eigenwilliger Kreativität von mir entfremdet hatte, nicht nur leiblich verfallen, ich war auch seelisch am verbluten. Nacheinander waren meine familiäre und meine berufliche Welt in Stücke gefallen, meine fundamentalsten Wertvorstellungen zerbrochen und mein persönliches Umfeld zum feindlichen Territorium geworden. All das legte sich schwer auf Seele und Magen, oder genauer gesagt, auf Seele und Darm. Der Darm, so schien es, war der eigentliche Sitz meiner Seele, vielleicht sogar meiner Lust. Nichts hatte sich seit dem Werdegang vom Kriechtier und Wurm zum Homo sapiens geändert.

Das ganze Dasein eine gefräßige Röhre – Essen, Sex, Verdauung und Transzendenz im Oralrectalverbund. Gibt es nicht irgendwo das Symbol der Schlange, die sich selbst verschlingt?

Aufregende Momente, als ich auf einsamen Pfaden im Dschungel Hawaiis diese erigierten Röhren fand, dicht am moosigen Boden, blutrot, klebrig, gierige Öffnungen mit geilen Tentakeln umsäumt im dämmrigen Unterwasserlicht des Tropenwaldes: fleischfressende Pflanzen, die sich wie verhext dem Fotografiertwerden entzogen, der Apparat focussierte nicht ...

Nein, hier ist die Natur keineswegs vegetarisch, die ist kannibalisch. Sie frisst nicht nur Autos, Häuser und Straßen, sie frisst sogar Menschen. Bäume fallen dich an mit gewaltigen Schenkeln und astdicken Armen. Labyrinthische Urtiefen tun sich auf, die Gebärmutter des Globus presst Schwefel aus Spalten und Ritzen. O Pele, heiße Braut! Die hörbaren Verdauungsvorgänge in deiner Erde mischen sich mit schmatzenden Geräuschen eines ewigen Liebesaktes zwischen Leben und Tod.

Alles sumpft, schleimt, trieft und platzt aus dem Fruchtfleisch. Nackte Blätter wölben sich und perlen in zitternder Erwartung. Die Erde ist hier noch so jung. Verfall und Wachstum spielen voller Unschuld miteinander. Zu allem noch die Brutwärme von der mittleren Skala des Fieberthermometers.

Selbst das Auto, gefräßigster Feind der Natur, hat es schwer auf Hawaii. Schon zu seinen Lebzeiten fällt sie über seinen Blechkadaver her, nagt mit feuchter Salzluft an Lack und Chrom, lässt 1000 Nager an Kabeln und Leitungen knabbern, fetzt auf Gerölltrails die Reifen runter.

Was war ich begeistert über diese Umkehrung der Verhältnisse, als ich in unserem ersten Leihwagen Scharen von Kakerlaken aus der Aircondition strömen sah. Sie hatten von dem Nissan Besitz ergriffen, noch ehe er richtig eingefahren war, und stürzten sich penetrant auf alles, was sie für essbar hielten. Der Dschungel Hawaiis, das ist grüne Lava mit einem unvorstellbaren Reichtum an Formen und Farben.

„Warten Sie bitte im Flur", hatte der Professor gesagt. „Ich habe nur noch eine Besprechung, dann sage ich Ihnen, was ich gefunden habe."

Ich wartete im Flur und musterte die Gesichter der anderen Wartenden. Es war mir peinlich, angesehen zu werden. Die

Krankenschwester kam ein paar Mal durch die Milchglastür und lächelte mir zu. Ich überlegte, was ich im Leben falsch gemacht hatte.

Nach zwei Stunden schlenderte der Professor mit seinen weißen Birkenstocksandalen auf mich zu und bat mich in sein Büro. Er sah mich lange an.

„Wie alt sind Sie?“

„38“.

„Haben Sie Kinder?“

Ja, zwei.“

„Gibt es etwas in Ihrem Leben, das sie besonders gern tun?“

Ich überlegte einen Moment und erzählte ihm von meiner Freude am Bergsteigen und Laufen. Er erwiderte, daß mir diese Neigungen und mein junges Alter helfen könnten, mit meinem Problem fertig zu werden, ich hätte Krebs. Der Tumor – ob wirklich bösartig, könnte erst der histologische Befund ergeben – sei ziemlich groß und könnte mit dem Finger ertastet werden, vorausgesetzt, der Finger sei lang genug.

Ich weiß nicht mehr, was er sonst gesagt hat, außer, daß ich schnell operiert werden müsse. Es sei schon zu viel wertvolle Zeit vergeudet worden. Ich dachte: Das ist sensationell. Du hast Krebs! Ich dachte das ganz journalistisch, als ob ich eben einen vertraulichen Tipp für eine heiße News bekommen hätte.

Meine Erschütterung setzte am Abend nach Bekanntgabe der Diagnose ein. Ich hatte begriffen, daß ich vielleicht nur noch wenige Monate, vielleicht sogar nur noch Wochen oder Tage zu leben hatte, wenn etwas bei der Operation schief gehen sollte. Der Gedanke an den Tod hatte etwas Tröstliches. Nicht mehr aufwachen aus der Narkose, sich davonstehlen aus einem schiefgegangenen Leben. Statt zu schreiben, hatte ich 20 Jahre Journalismus gemacht, statt zu leben, täglich zehn Stunden gearbeitet, statt die Welt zu ändern, hatte die Welt mich geändert – und nicht zum Besseren.

Die persönlichen Beziehungen waren dabei zum Teufel gegangen, die Hoffnungen auf das aufstrebende junge Talent waren mit 38 nicht mehr ausbaufähig, und leider war das Elend auch nicht grandios genug, um einen Mord zu begehen oder auf andere kühne Weise dem Schicksal eine dramatische Wende zu geben.

In der Not gibt es nichts Besseres als eine Krise, wenn sie nur stark genug ist! Sie muß dich fordern auf Leben und Tod. Ergreife sie, heiße sie mit beiden Händen willkommen! Nichts ist erbärmlicher als das schleichende Elend, dessen Ende nicht abzusehen ist.

Die Operation kam mir gerade recht. Entweder überlebte ich sie nicht, dann war es gut. Käme ich aber durch, würde ich nicht mehr derselbe sein wie zuvor. Ich war ein Cancerman, ich würde fortan das Stigma des Krebses tragen. Der Tod war mit mir, das gab mir das Recht, so radikal zu sein, wie ich es im Namen des Lebens nie gewagt hätte. Radikal brechen mit allem, was nun schon Vergangenheit war. Krebskranke Leidensgefährten haben mich später oft um Rat gefragt, und ich habe versucht, sie mit meinem Beispiel zu ermutigen. Einige hatten den gleichen Erfolg! Alle anderen, die sich nicht aus alten Verstrickungen befreien konnten, sind heute tot.

Ich wollte den Job hinschmeißen, ich wollte nicht mehr. Ich würde keine Verpflichtungen anerkennen außer der einen: zu leben, als ob jede Sekunde die letzte wäre. Was für eine Aussicht! Als ich das Krankenhaus betrat, war ich seit Monaten zum ersten Mal wieder glücklich. Mit wehmütigen Blicken sah ich die Jogger an diesem Novembernachmittag den Teltowkanal entlangtraben und bedauerte, keine Laufsachen und Schuhe dabeizuhaben, um es ihnen gleichzutun.

Am Abend vor der Operation rief ein alter Freund aus der Regierungszeit von Klaus Schütz an, um mir alles Gute zu wünschen. Ich weinte. Zwei Wochen später, als ich die Klinik nach einem schweren Dreistundeneingriff schon wieder verlassen durfte, weinte ich zum zweiten Mal. Eine langjährige Freundin hatte erst jetzt von meinem Schicksal erfahren, ihren Groll gegen mich beiseitegeschoben und angerufen. Wir sagten uns telefonisch unter Tränen Lebewohl. Ich fühlte mich in diesen 14 Tagen so lebendig wie seit meiner Kindheit nicht mehr. Das Leben hatte gewonnen.

Ich hatte gelernt, daß man das Leben verliert, wenn man den Tod verdrängt. Ich wusste jetzt, daß es Leben ohne Tod nicht gibt und daß Tod ein Teil des Lebens ist. Leben und Tod als zwei Seiten einer Medaille, Leben und Tod als Einheit, nicht als Gegensätze. Nur falsche Denkgewohnheiten hatten den Blick auf die Wirklichkeit verstellt. The world is, what you think it is, das Reich Castanedas war nahe, die Ewigkeit ist hier und jetzt, das Leben im Heute macht dich unsterblich.

Der Bücherstapel neben meinem Krankenbett war gewachsen, das Kopfschütteln meines Profs über meine aufbegehrende und unkonventionelle Art des Krankseins ebenfalls. Er wollte nicht gutheißen, daß ich schon nach wenigen Tagen die Treppen rauf und runter trainierte, in einer Hand die Strippen und Schläuche für die künstliche Ernährung, in der anderen das Treppengeländer. Ich dachte schon wieder an das Laufen, und dazu trug ein Buch bei, das ich mir als letzte und einzige Arbeit aus dem Büro mitgenommen hatte: Pete Strudwicks „Come run with me".

Dieser in Berlin geborene Amerikaner, ohne Hände und Füße zur Welt gekommen, hatte sich seinen Kindheitstraum erfüllt und war Marathonläufer geworden. Er hatte eine Kopie seines Erstlingswerks an Stobbe geschickt, den Bürgermeister seiner Geburtstadt. Auf meine Empfehlung sollte diese Geste nicht nur mit einem Dankschreiben beantwortet werden, sondern mit einer Einladung an den Autor. Als Geste Berlins zum UNO-Jahr der Behinderten.

Pete hatte mit mir den nächsten Marathon entlang der Mauer in Spandau laufen sollen, aber trotz all meines neu erwachten Optimismus erschien es mir nicht vorstellbar, dass ich schon wieder einen Marathon würde laufen können. Da hatte ich meine resignative Rechnung aber ohne Dr. van Aaken gemacht! Aaken, der nach dem Verlust seiner Füße nur noch auf dem Fahrradergomater trainieren konnte, hörte sich meine Story über Pete natürlich sehr interessiert an.

„Warum sollten Sie nicht im Mai wieder Marathon laufen?!" ermunterte er mich.

„Trainieren Sie täglich. Und glauben Sie ja nicht, Sie seien krank. Ich habe schon lange keinen Menschen mehr hier gehabt mit so guten Untersuchungswerten wie Sie." Von diesem Menschen im Rollstuhl strömte eine Kraft aus, die ich auf meinen zwei gesunden Beinen noch nicht wieder hatte. Ich drückte ihm lange und fest die Hand.

„Und machen Sie mir keine Schande", grinste er, während er mir sein letztes Buch mit einer Widmung schenkte. „Zur Information, dass manches anders geht, als die Medizin meint." – „Ich habe Sie in meine Fallsammlung aufgenommen als neuen Beweis für die heilende Kraft des Laufens. Schreiben Sie mir, wenn Sie den Marathon bestanden haben. Aber setzen Sie die Adresse mit roter Schrift auf den Umschlag, ich lese sonst keine Post mehr. Brauche meine Zeit für die Patienten und meine Schriften." Schon im Rausgehen, gab er mir noch ein letztes Wort mit auf den Weg: „Wenn Sie mal 3:10 laufen, sind Sie endgültig wieder gesund."

Ich war verblüfft. Meinen zweiten Marathon vor gut drei Monaten war ich in 3:45 gelaufen, aber ich hatte mit van Aaken nie über meine Laufzeiten gesprochen. Er hatte allein aufgrund meiner Labor-, Herz- und Lungenwerte meine mögliche Bestzeit ermittelt, die ich dann beim ersten Berliner Citymarathon im Oktober 1981 auch wirklich fast erreichen sollte. Dr. van Aaken saß in seinem Rollstuhl auf dem Hohenzollerndamm/Ecke Fehrbelliner Platz bei Kilometer 37, schaute auf seine Uhr und dann auf mein glückliches Gesicht. „Heute schaffen Sie es!" Er tröstete mich am Ziel, als es dann doch eine Minute länger gedauert hatte: „Bei diesem warmen Wetter heute sind alle ein bis zwei Minuten langsamer gewesen."

Nie ist man lebendiger, als wenn man gerade tot war. Nie ist man gewillter, sich von allen Fesseln zu befreien, die einen vom Leben trennten, als wenn man nichts mehr zu verlieren hat als das Leben. Voll Anteilnahme lese ich von der Frau, die sich nach ihrer Krebsdiagnose scheiden lässt, weil sie als freier Mensch sterben will. Radikal musst du sein, wenn du leben willst. Fang endlich an, deine Träume zu lesen wie eine Partitur, die darauf wartet, gespielt zu werden. Fang an, deine Träume zu leben.

„Wenn du aufhörst, deine Träume zu verwirklichen, hörst du auf, zu leben, hatte mein Freund Pete gesagt. „Wenn die Träume sterben, stirbt der Mensch.“

Er war so, wie ich ihn mir vorgestellt hatte, nur noch jünger, noch elastischer, noch strahlender, obwohl neun Jahre älter als ich. In der Flughafenhalle hatte ich gedacht, dass man einen Typen ohne Füße wohl leicht erkennen würde. Das ging auch klar, aber auf ganz andere Weise als gedacht. In Bluejeans und weißem Seemannspullover kam mir mit wiegendem Gang ein blonder Strahlemann entgegen, der mich mit seinen handlosen Armen fest an sich drückte. Dann warf er sich wie ein Matrose die Leinentasche auf die Schulter, und wir stürzten uns in ein Berlin, das ich nach viermonatiger Abwesenheit erstmals mit ganz anderen Augen sah. Wo Pete war, war Leben und Heiterkeit. Neugieriges Staunen und zwangloses Schulterklopfen begleiteten uns auf unserem Weg.

Ich hatte diese Stadt mit meinem Krebsgeschwür identifiziert, giftig, kaputt, selbstzerstörerisch und schmarotzend. Seit meinen ersten Pressetagen hatte ich so viel Verkommenheit, stinkendes Elend, Kälte und graue Hoffnungslosigkeit erlebt. Als Polizeireporter war ich bis in die letzten Winkel des Wahnsinns gekrochen, aufgeschnittene Kinder, erwürgte Nutten, abgehackte Finger, zu Brei geschlagene Gehirne, Trinkerkeller im dritten Hinterhof, wo sie nur noch unter sich pissten, was sie an billigem Stoff oben hineinkippten. Vergessene Leichen, die schon drei Monate und länger in der Wohnung verwesten, bis sie dem darunter hausenden Mieter durch die Decke suppten. Oder die von ihrer Katze halb Aufgefressene auf dem Linoleumboden, der gelb vom Urinstein war. Gewalt, Gleichgültigkeit und Verwesung schienen dich aus allen Kellerlöchern anzustarren, und du lerntest zurückzustarren, wenn nur der Blutalkoholpegel stimmte.

Die einzige Antwort auf Gewalt ist Kreativität. (Danke Sylvia Ashton-Warner, die du versucht hast, diese Erkenntnis an deine Maorikinder weiterzugeben.)

Es folgten die Jahre in der Politik. Die wieder entdeckte Weisheit Hugos, dass nichts mächtiger ist als eine Idee, deren Zeit gekommen ist. Erfolgreiches Mitgestalten in der neuen Ost-West-Politik seit 1969. Dann die qualvoller werdenden Jahre stadtpolitischer Zuwendung, bis nichts mehr gehen wollte. Jeder Misserfolg als persönlichen Schicksalsschlag erlebt, jede schlechte Meldung wie einen bitteren Schluck hinuntergewürgt. Als Bote der bad news täglich geköpft. Dazu jede Menge Bosheit, Gemeinheit, Intrigen.

Warum sind die Menschen so, wie sie sind? „Weil du so bist, wie du bist", sagt mein Freund Pete. Du findest immer, was du suchst. The world is what you think it is. Berlin war für mich zum Inbegriff eines kollektiv verdrängten Todes geworden, etliche Freunde und Bekannte starben in der folgenden Zeit an Krebs. Ich hatte die Stadt schleunigst verlassen. Aber in dem Moment, als ich mich zu meinem Gebrechen bekannte - staatlich anerkannter Darmkrüppel, der ich war - war meine Welt wieder voller Leben, war mir der Engel wieder auf meinen Wegen gefolgt.

Der Engel hatte vorübergehend die Gestalt von Pete Strudwick angenommen. In seiner immer gutgelaunten Gegenwart verwandelte sich Schatten in Licht, Trübsal in Fröhlichkeit. Sie hatten ihn in den Staaten bereits zur Reintegration von Korea – und Vietnaminvaliden eingesetzt, jetzt versuchte er sich als privater Sprecher, Berater, Motivateur. Total amerikanisch,

jeder ein kleiner Walt Whitman oder Billy Graham: dich singe ich, Demokratie!

Pete, immer zu Späßen aufgelegt, hatte mal eine ganze Kompanie Marinesoldaten zum Duell herausgefordert. Sie sollten gegen ihn beim Marathonlauf antreten. Für jeden, der ihn überholte, wollte er einen Kasten Bier spendieren. Jeder, der sich gegen ihn geschlagen geben musste, sollte sein Buch kaufen. Einzige Bedingung: die Soldaten mussten entweder barfuss oder in Kampfstiefeln laufen, während Pete seine von einer deutschen Firma gesponserten Spezialaufschuhe tragen durfte. Er machte, wie er lachend erzählte, ein gutes Geschäft bei diesem Rennen: „Die Boys haben Kraft, aber keine Ausdauer beim Laufen."

Pete hatte mit seinem Laufstil, bei dem er nur über die Fersenballen abrollen konnte, eine phantastische Geschicklichkeit erworben. Bei unseren gemeinsamen Trainingsläufen durch den Grunewald trabte er scheinbar leichtfüßig wie ein Pony neben mir her, mit einem ständigen leisen Klingeln, weil er sich ein Glöckchen an jeden Schuh genäht hatte: „Nur aus Freude darüber, am Leben zu sein." Dabei musste er jeden Stoß mit seinem Rücken abfedern, und es hatte jahrelanger Übung bedurft, ehe er stark genug dafür war. (Da muss ich an einen Onkel denken, dem man in Russland alle zehn erfrorenen Zehen abgenommen hatte. Der kann heute noch ohne Stock keine zwei Schritte gehen.)

Wir wurden auf Schritt und Tritt von Reportern begleitet und ausgefragt. Pete bewegte sich so kraftvoll und gelassen unter uns, dass eher wir anderen wie die Behinderten und Krüppel erschienen. Wir besuchten viele Behinderteneinrichtungen, Versehrtensportgruppen, Gebrechliche. Es war sein Wunsch, mit den Menschen zu sprechen und ihnen seine lebensbejahende Botschaft zu bringen, um damit seinen Dank für die Einladung in seine Geburtsstadt auszudrücken.

Wir liefen den Marathon in Spandau, sogar ein Rollstuhlfahrer meldete sich, von Pete angespornt, erstmals in Berlin, und ich verbesserte mich auf 3:23 Stunden. Da wusste ich, daß meine täglichen heißen Bäder, das unermüdliche Training, die gesunde Ernährung und vor allem das stressfreie Leben ihre Wirkung nicht verfehlt hatten.

Ich erzählte Pete von den Bergabenteuern meiner Jugend, von den drei- bis viertausend Kilometer langen Tourenfahrten durch Frankreich – ohne Schaltung, dafür mit viel Gepäck – und von meiner unerwiderten Liebe zum Wasser: Wenn sich eine Gelegenheit bot, in offenen Gewässern Schwimmausflüge von mehr als einer Stunde zu unternehmen, ließ ich sie nicht aus, obwohl ich mit fräuleinhaftem Bruststil keine Temporekorde anpeilen konnte. Dabei ließ ich alle Filme mit Johnny Weißmüller als Tarzan vor meinen Augen abrollen und kämpfte bei meinen Vorstößen mit Haifischen und Krokodilen.

Pete war von meinen Schilderungen begeistert und rühmte die gestalterische Bedeutung kindlicher Spiele für die Gesundheit von Seele und Körper. Um seine Aussage zu bekräftigen, erzählte er mir, wie er in Kalifornien auf einer Wiese dem berühmten Krebspsychologen Dr. Simonton dabei behilflich war, stundenlang selbst gebastelte Drachen steigen zu lassen. Die bunten Papiergleiter stimulierten auch seine geistigen Höhenflüge. „Ich bin gerade dabei, mein Denken aus dem Kopf in den Bauch zurückzuverlagern", bemerkte ich, während wir uns das heiße Duschwasser über den Rücken laufen ließen und die marathonmüden Knochen wohlig streckten. Er blickte auf meine chirurgische Narbe herab, die vom Bauchnabel bis in die Schamhaare reicht und grinste:

„Scheint eine ziemlich blutige Angelegenheit zu sein."

Er setzte seine Erzählung fort: „Aber weißt du, das verrückteste Spiel haben sich ein paar Kalifornier vor mehreren Jahren ausgedacht, sie machen es jetzt auf Hawaii und nennen es Hawaii-Marathon. Da schwimmen sie erst vier Kilometer durchs Meer, dann geht es 185 Kilometer mit dem Rad weiter, und zum Schluss laufen sie noch sofort im Anschluss einen Marathon. Das wär doch genau das richtige für dich, da kämst du voll auf deine Kosten."

Ich blinzelte hinaus in die Spandauer Maisonne, die an diesem Tag heiß nach Sommer geschmeckt hatte. Unterwegs hatten wir im Naturschutzgebiet den ersten Kuckuck gehört. Mir hatte es wie eine persönliche Botschaft geklungen: „Kopf hoch, Kopf hoch!" Ich erhob den Zaubervogel aus Afrika zu meinem Totem. Fünfmal den Eingangskonsonanten meines Rufnamens in zwei Silben. Zum Überleben nichts zu besitzen als seine Vorstellungskraft, wie kühn! Und wie genial er sich seinen Wirtsvölkern anpasste, ihnen das täuschend gefärbte Ei andiente wie Gott, als er der Jungfrau Maria seinen Sohn unterschob. Dieser listige Schamane, er weiß genau, dass die Sterblichen nicht freiwillig die Berufung auf sich nehmen, die ihre eigene Größe übersteigt. Das schlagende Herz des Urwalds hat die schöne Tania Blixen ihn genannt.

Wölfe bauen keine Nester, dachte ich, angeregt durch die Hunde entlang der Mauer. Und Kuckucke auch nicht. Gott muss ein Wolf sein oder ein Kuckuck. Er ist nirgends zu Hause, und seine Engel sind Sendboten einer großen Einsamkeit. Eine Sehnsucht haben und nicht wissen, wohin damit ... Einen Ort suchen, wo man weiß, was man tut und warum man es tut ... meine Phantasie ging auf Reisen. Meine Sehnsucht bekam einen Namen: Hawaii.

II.

Kala

There are no limits. (Huna).

Der Krieger ist willig und bereit, hier und jetzt sein letztes Gefecht auszukämpfen. Für ihn ist jede Schlacht ein Kampf ums Leben.

Castaneda

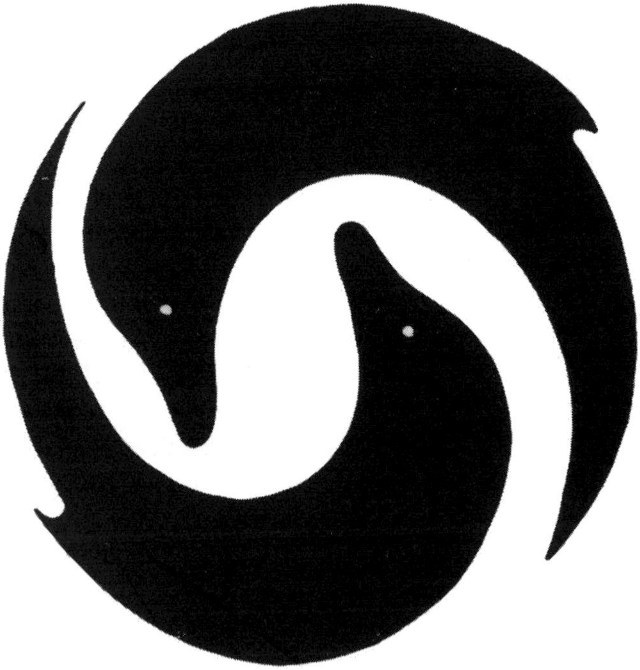

Seit 15 Minuten schwinge ich meine Arme im Kraultakt durch den Pazifik. Es ist sehr still, nur das leise Plätschern von Joannes Kanupaddel begleitet mich. Die Dämmerung ist noch nicht gewichen, das lauwarme Wasser umhüllt mich wie blauschwarzer Samt. Ich schwimme langsam, ohne zu trödeln. „Don't race it like in the Ironman", hatten erfahrene Ultramänner geraten, geh es gelassen an. 29 Männer, drei Frauen und einen Toten hatte der Startschuss am Kai von Kailua in die Morgendämmerung entlassen. Übertriebene Hektik hat keiner von ihnen entfacht. Zu grandios, zu überwältigend ist für die meisten von ihnen die Vorstellung, 6 Meilen – 9,7 Kilometer – zu schwimmen.

Auch im Training bin ich noch nie weiter als sechs Kilometer geschwommen, und das war bei einer privaten Generalprobe mit Joanne am Montag vor dem Start. Die meisten von uns werden am Ziel in der winzigen Keaubucht vor dem „Kona Surf" mehr als zehn Kilometer geschwommen sein. Es ist aufgrund der örtlichen Gegebenheiten schwer, die Ideallinie entlang der Konaküste zu schwimmen. Ohne individuelle Schwimmbegleitung wäre es sogar unmöglich.

Die Orientierung ist selbst für Kanupaddler, die jedem von uns einen individuellen Geleitschutz bieten, zeitweise problematisch. Auch in diesen kleinen Plastikbooten ist das Ziel erst im letzten Drittel der Strecke zu orten. Und die Küste entlang des Alii Drive ist zu zerklüftet, schiebt zu viele Lavaabbrüche drohend ins Meer vor, als dass man sich allzu eng an ihr entlangbewegen könnte. Da sie zudem nicht geradlinig verläuft, wäre das selbst ohne die donnernden Brecher und Unterströmungen in diesem Bereich nicht ratsam.

Es ist Freitag, der 25. November 1988. Gestern war Thanksgiving. Beginn eines langen Wochenendes in den Staaten. Ein Traum wird war. Ich war schon wach, bevor die Armbanduhr 4 Uhr piepste. Punkt 6,30 Uhr ist Schwimmstart, anschließend wartet noch ein 1. Radetappe von 146 Kilometern auf uns. Morgen und Übermorgen soll die Umrundung von Big Island mit weiteren 279 Kilometern Rad und einem Doppelmarathon über 83,3 Kilometer fortgesetzt werden. „The first day is the worst", hatte mir der Radmechaniker vom B & L-Bikeshop mit auf den Weg gegeben. Er war vor zwei Jahren selbst dabei gewesen.

Hinter mir liegen 400 Tage Training, 40 Tage Aufenthalt auf den Hawaii-Inseln und neun Jahre wachsenden Verlangens nach diesem einzigartigen, überwältigenden Tag. Die Zeit ist unendlich lang gewesen, ein ganzes Leben lag für mich in diesen Jahren, dennoch waren die letzten Vorbereitungen bis zum Start wie immer zu kurz.

Ich war nicht als Wettkämpfer gekommen, sondern als Reisender. Wenn Gauguin die Südsee mit Farben und Pinsel gestaltete, wollte ich Hawaii schwimmend, Rad fahrend und laufend erschaffen, abtauchen ins Archaische, es erfahren und mit den Sohlen ertasten. Ich hatte deshalb gleich nach dem Ironman mein Rennrad zur Seite gestellt und mich mit Claudia in die Erkundung der Inseln gestürzt.

Als ich zwölf Tage vor dem Start endlich wieder mit dem Training begann, ergriff mich die Panik. Sollte alles, was in 400 Tagen antrainiert worden war, verloren gegangen sein? Ich hatte darauf vertraut, das Entscheidende für mein Vorhaben würden die geistigen Voraussetzungen sein, die richtige seelische Einstimmung. Oder wie mein fußloser Freund Pete es formulierte: „Marathon läuft man nicht mit den Füßen. Marathon läuft man mit dem Kopf.“ Kam es bei der unglaublichen Entfernung – 518 Kilometer rund um die Insel – wirklich auf ein paar Trainingskilometer mehr oder weniger an? Oder war es nicht viel wichtiger, Geist vom Geist dieser Insel und Fleisch vom Fleisch ihrer Menschen zu werden?

Hawaii ist die jüngste Formation der Erde. Ihre Entdecker und Besiedler, die Polynesier, haben schier unvorstellbare nautische Leistungen vollbracht, als sie mit ihren doppelrümpfigen Kanus 3200 Kilometer von den Marquesas in das Unbekannte vorstießen, um ihre große Vision vom Garten Eden zu verwirklichen. Sie folgten dabei Sternen, Strömungen, Winden, Fischen, Vögeln und der Färbung des Wassers.

Aber letzten Endes folgten sie nur einem Gedanken, einer Eingebung von gigantischer Kühnheit, denn kein Lebender hatte ihnen die Machbarkeit ihres Traumes verbürgt. Ist es vermessen, die Frage zu stellen, inwieweit nicht die Stärke ihrer Vitalkraft selbst, das geballte Mana ihrer Ahnen, das ersehnte Ziel hervorgebracht hat? Ike, sagen ihre Priester dazu – The World Is What You Think It Is. Und sie fügten in ihrer Huna-Magie das Wort Kala hinzu – There Are No Limits.

Der Empfängliche begegnet dem Mana, der lebendigen Kraft alles Seins, auf Schritt und Tritt, wenn er den jungen Boden Hawaiis durchwandert. Und die grenzenlose Kühnheit des Kala, des Zauberworts, das die Unmöglichkeit verbannt, wird in kindlicher Unschuld vorgeführt. Mein Freund Curtis, Vater und Veranstalter des Ultraman, erzählt mir, wie er schon als Knabe diese früher noch viel einsamere Strecke von der Kailua- zur Keauhoubay geschwommen ist. Er ist sie immer wieder geschwommen, auch ohne Begleitung, in drei Stunden. Das Wort unmöglich hat seine Heimstatt nicht in Hawaii. Auf Hawaii scheint alles möglich.

Zum Beweis machte Curtis mich, als ich ihn im darauf folgenden Jahr wieder besuchte, mit der alten Hunapriesterin Nana Veary bekannt. Nana war eine Offenbarung. Mit ihr trat mir die leibhaftige Mutter Hawaiis gegenüber.

Die christlichen Missionare hatten alles versucht, die traditionelle Hunareligion der Hawaiianer auszurotten. Die Antwort der Einheimischen war landestypisch – sie nahmen das Christentum an, ohne ihre alte Geheimlehre zu verleugnen. Die Hunapriesterin Nana Veary hat ihre Wahrheit in vielen Religionen gefunden und war auch eine Schülerin des Zen-Meisters Tanouye Tenshin. Und sie hatte sich Kraft ihrer Meditation, oder wenn Sie so wollen, Kraft ihres Gebets, selbst von ihrem fortgeschrittenen Lungenkrebs geheilt. Die Ärzte sprachen von einem Wunder.

Die hawaiianische Inselgruppe ist die am weitesten entfernte Stelle von allen übrigen Erdformationen der Welt, das isolierteste Fleckchen der Erde. Vielleicht deshalb akzeptieren die Menschen dort keine Grenzen.

Nie werde ich ein Bild von meinem ersten Hawaiibesuch vergessen, das mir ein gütiges Geschick am letzten Tag zum

Abschied schenkte. In stolzer Einsamkeit schritt ein hochgewachsener Schwarzer barfuss über die Lavaklippen der Kailuaküste. Gang und Erscheinung verkündeten abweisende Majestät. Der ebenholzgliedrige Mann ruhte vollkommen in sich selbst. Die blauschimmernden Haare trug er zu Dreadlocks geflochten, das über die Schulter geworfene Fischernetz schien die Haartracht auf eigenwillige Weise zu vervollkommnen. Zwei edle Jagdhundwelpen spielten um seine Beine.

Die Augen des Prinzen, seiner Hunde sicher, wanderten über das Abendmeer. Diesem Mann, das stand außer Zweifel, gehörte die Insel. Dazu bedurfte es keiner Papiere und Titel. Er war der letzte Herrscher von Hawaii. Sein Stolz war seine Legitimation. Eine gemessene Bewegung seiner Hand, und selbst glühende Lava würde mitten im Fluss erstarren. There Are No Limits – das Kala war sein.

Sein Reich umfasste mit den 10000 Vertikalkilometern des Mauna Loa den höchsten Berg der Erde – 6000 Meter davon im Abgrund des Ozeans. Sein reich umfasste 21 der insgesamt 22 Klimaerscheinungen der Erde. Sein Reich vereinte das größte Völkergemisch der Welt. Es erreichte am Mount Waialeah den welthöchsten Niederschlag mit 12 Metern jährlich und gehörte zu den sonnenreichsten Regionen des Globus. Der Regenbogen war sein Szepter, Haie und Delphine seine Brüder.

Die sagenumwobene Laufeule Hawaiis, deren Abstammung ein wohlbehütetes Geheimnis ist, hatte ihm ihre farbenprächtigen Flügel geliehen und dafür der eigenen Flugkraft entsagt. Das Federkleid aus der Region Ariels war immer ein Vorrecht der Prinzen. Seine nackten Schultern waren dafür gemacht, alle Vorrechte zu tragen, selbst wenn nur ein Lendenschurz seinen Körper kleidete. Er war schön, dieser Prinz. Und er war stolz. König Kamehameha der Letzte.

Ich hatte einen symbolträchtigen Sinn darin gesehen, dass unser Wettkampf an einem Freitag begann. Freitag war der inhaltsschwere Tag von Robinsons Wiederbegegnung mit dem Menschen. Dieser Mensch war schwarz, er war königlichen Geblüts und Insulaner der Südsee. Robinson nannte ihn Freitag.

Unser Freitag an diesem Morgen hieß Curtis. Er hatte jeden einzelnen von uns an die massige Brust gedrückt, ein schwarzer Vater, der seine Kinder endgültig hinaus in das Grenzenlose schickt.

Im Lichte des Vollmonds waren wir paarweise angetreten zum Check-in, ein jeder mit seinem Kanubegleiter, als wollten wir die Arche Noah betreten. Das Pflaster am Kailuaufer war von Fernsehscheinwerfern erhellt, das hohe Flutwasser schwappte aus einer eindrucksvollen Dunkelheit an die Kaimauer.

Meine Bootsbegleiterin Joanne und ich erhielten die Startnummer 10 auf den Arm gemalt. Ich nahm es als gutes Zeichen. Beim Ultraman unter den ersten Zehn zu sein, wäre die Erfüllung kühnster Erwartungen. Wir waren nur eine kleine Schar 32 Gleichgesinnter, die Entscheidung für den Start des 5. Ultraman war erst spät gefallen. Aber 13 unter uns waren Veteranen dieses Wettkampfes und schon bis zu fünfmal dabei gewesen. In solchen extremen Ausdauerbereichen wiegt die Erfahrung der alten Hasen schwer. Der Jüngste war 26, der Älteste 59. Fast alle waren Pazifikanrainer, der einzige Europäer war ich.

Letzte Interviews, letzte Anweisungen, letzte Umarmungen. Der beginnende Countdown hatte aus dem Gewimmelt wartender Menschen die entschlossene Schar 32 Lebender um einen legendären Toten unter dem Vollmondhimmel vereint: Chip Salaun. Er, dessen Körper vor drei Jahren im wilden Gebirge Neuseelands verschollen war, ist allzeit der gegenwärtigste unter uns gewesen. Chip Salaun, Mitbegründer des Ultraman und Mann der ersten Stunde. Der Zeitlose, Gefährte aller Naturverschworenen, er ist den ersten Startern von 1983 und 1984 in unvergesslicher Erinnerung geblieben, wir anderen glaubten ihn bald ebenso gut zu kennen wie einen Bruder. Chip, Mr. Ultraman, der Grenzenlose.

Alles war fast unwirklich gut gelaufen an diesem Morgen. Curtis, unser polynesischer Hohepriester, hatte verkündet, das Rennen stünde unter dem allerbesten Stern. Alte Einwohner von Hawaii hatten ihn noch vor dem Start angerufen, weil sie drei heilige Eulen gesichtet hatten. Schon einer dieser fast ausgestorbenen Vögel bedeutet großes Glück. Die außergewöhnliche Steigerung von drei solchen Vorkommnissen war ein nicht mehr zu übertreffendes Omen. Chip wird es gefallen haben.

Curtis zählte rückwärts von 10 bis 0, dann rief er: „Auf geht's! Ich wünsche Euch allen einen großartigen Tag."

Meine Schwimmbrille hatte ausnahmsweise auf Anhieb gepasst. Dafür war sie beschlagen, und ich hatte Mühe gehabt, nach dem Startschuss in der breit gefächerten Kette der 30 Meter vor uns schaukelnden Kanus mein eigenes Begeleitboot mit Joanne zu entdecken. Ich hatte die Brille aber nicht mehr abnehmen wollen, weil ich fürchtete, ein zweites Mal könnte sie nicht mehr so dicht sitzen. So hatte ich mich mit den anderen ins Wasser gestürzt und nahezu blind nach rechts gehalten in der Hoffnung, irgendwie würden Joanne und ich schon zusammenkommen. Sie hatte dann auch das Paddel über mich hinweggehievt, und im allgemeinen Gewimmel von Booten und Leibern hatten wir ein paar Meter gewonnen.

Wir hatten einen Japaner überholen müssen, dabei waren wir getrennt worden. Joanne hatte sich mit ihrem Kanu einmal um sich selbst gedreht, bis wir wieder zusammen waren. Das alles hatte sich schweigend vollzogen. In ihrem gelben Schwimmanzug war die kleine Nagako an mir vorbeigeschwommen.

An den Salzgeschmack hatte man sich in den letzten Wochen wieder gewöhnt. Weite, Tiefe, Abgeschiedenheit – damit hatte sich der Geist seit Jahren vertraut machen sollen. Gedankliche Annäherung durch Schnorchelübungen an Korallenabbrüchen, Streifzüge über Unterwasserwälder, Wildwasserschwimmen – Exerzitien gegen die Urangst vor der fremden Gewalt.

Nein, ganz hatte ich sie nie ablegen können, und wer sie nicht kennt, der soll endlich Melville lesen, der mehr als sein halbes Leben auf den sieben Weltmeeren verbrachte und der Panik des Winzlings Mensch vor der Unendlichkeit seine hinreißendste Prosa widmete. Die Tiefsee ist das gespeicherte Grauen, und Dreiviertel unserer Welt gehören ihr. Doch noch weiter unter ihr kocht und brodelt die höllische Lava, die aus der Schwärze ewiger Nacht in die himmelstürmenden Höhen des schneetragenden Mauna Kea und seiner Schwestergebirge steilt, die wir an diesem langen Wochenende umrunden wollen.

Das Wasser der Meere, vermutet die Wissenschaft, ist nicht von dieser Welt. Eiskometen aus dem All bombardierten die ozeanischen Becken, die unsere Erde allein nicht hätte füllen können. Die wenigen Landmassen, die aus ihrer Tiefe ragen, werden in ihrer gewaltigen Hand gewogen, aber wir Erdgebundenen werfen mit Dreck und verseuchen sie nach Strich und Faden. Die Großmächte sind dabei, den Pazifik zum atomaren Abfalleimer zu machen, maritimen Ökosystemen droht der Zusammenbruch, ein Tschernobyl in der Südsee. (Der französische Minister Girard bei einem Besuch in Australien: „Wir haben nicht die Absicht, unsere Atomtests in Muroroa einzustellen." Sag artig Danke, mein kleiner Freund auf dem Skateboard. Und vergiss es nie!)

Wusstet Ihr, daß die Wale noch vagabundierende Schallwellen beider Weltkriege erhaschen? Die Seeschlachten längst vergangener Jahrhunderte sind aufgezeichnet in ihren Gehirnen. Die Ozeane als kollektives Gedächtnis des Lebens, das grenzenlose Unterbewusstsein der Welt, die Black Box des Universums auf dem Planeten der Wale.

Vor 40 Jahren explodierte über dem Bikini-Atoll auf den Marschallinseln die vierte Atombombe. Mehr als 100 weitere Versuchsexplosionen folgten. Bikini und Eniwetok waren zehn Jahre lang das Hauptgebiet der Amerikaner für Atombomben, mit katastrophalen Folgen für Mensch und Natur. Dreimal in der Woche fliegt eine Linienmaschine von Guam nach Hawaii. Was bei den fünf Zwischenstopps zu sehen ist, hat mit paradiesischen Eindrücken nichts zu tun. Die Inseln dienen entweder als Militärbasen oder als Waffentestgebiet, oder sie haben sich von den Zerstörungen im Zweiten Weltkrieg noch nicht erholt. Hier Giftgasdepots, dort Fluchtorte für strahlenversuchte Insulaner – hallo Skateboardkid, you read me?

Ich werde es schaffen, das weiß ich seit unseren großen Test vom Montag. Bloß das „Wie" ist ungewiss. Nur nicht an nachher denken, sich ganz dem Augenblick hingeben, dem Meer und dem heller werdenden Himmel. Die Angst entscheidet, wie weit du dich hingibst an den Himmel, die See, die Schwerkraft der Erde beim Fallschirmabsprung, den Menschen neben dir. Die Angst vor dem Unbekannten, dem Unerwarteten, dem Unvorhergesehenen. Erst wenn du gelernt hast, nicht zu sehen bevor du es siehst, nichts zu fühlen bevor du es fühlst, verwandelt sich deine Angst in Staunen. Dann wird der Sprung ins Ungewisse zum Seelenbad, das dich von verkappten Schuldgefühlen befreit, zum reinigenden Gebet, das Vergebung verheißt, zur rituellen Waschung.

Das Wasser ist nicht mehr so glatt, seit wir die schützende Bucht verlassen haben. Eine sanfte Dünung wiegt mich wie in der Kinderkrippe. Das stützt den Freistilrhythmus. Ich trage einen dünnen, ärmellosen Neoprenanzug, weil ich mich darin sicherer fühle. Er wird mich außerdem vor den umhertreibenden Teilchen der Nesselquallen schützen, die mir jetzt nur manchmal an Armen und Beinen ein kurzes Brennen verursachen. Damit versuche ich umzugehen wie mit den tausend Mükkenstichen im Dschungel: Ich isoliere den Reiz in meinem Bewusstsein, betrachte ihn wie einen Fremdkörper und versuche, ihn sanft zu den anderen Fremdkörpern nach außen abzuschieben.

Meine Lippen habe ich zum Schutz gegen Sonne und Salz dick mit gelber Zinksalbe eingeschmiert. Mit der gelben Schwimmkappe dazu sehe ich aus wie ein Clown. Möge sich der Kosmos durch das Opfer meiner Schönheit mit meiner Kühnheit versöhnen! (In den römischen Badehäusern war die Angst, zu ertrinken oder von neidischen Dämonen getötet zu werden, so groß, daß man versuchte, sich gegen das drohende Unheil mit Bildern und Symbole zu schützen.)

Wenn du in das Wasser von Hawaii steigst, weißt du wieder, daß die Wale und Delphine deine Brüder sind. Das Korallenmeer ist ihre Kinderstube. Ihre Liebe zu den Menschen und ihr aufregendes Wissen um unsere Vergangenheit macht die Südsee manchmal so wohnlich, sie verwöhnt dich, trägt dich, ist grün wie ein Mädchenauge und aufreizend wie ein Wimpernschlag,

Weit vor mir und längst außer Sicht schwimmt Woody Woodruff, Kampfschwimmer der amerikanischen Marine. Ihm und seinen Gefährten hat das Pentagon schon lange Delphine als Kameraden zur Seite gestellt. Vorrangig zum Finden von Unterwasserminen und zum Abfangen feindlicher Froschmänner bei feindlichen Sabotageeinsätzen.

In einem geheimen Regierungsprogramm für Meeressäuger unterhält ein 150köpfiges Forscherteam Stützpunkte in Kalifornien, Florida und Hawaii zur Abrichtung dieser menschenfreundlichen Säuger als Minenhunde. Besonders interessiert die Forscher ein Phänomen, das sie für eine Art telepathische Fähigkeit der Tiere halten. Sie hoffen, dass Menschen diese Gabe erlernen können. Delphine können offensichtlich mit ihren Hirnschwingungen die Gehirnschwingungen und damit die Gedanken weit entfernter Lebewesen erfassen.

Wie kommt es, daß 99 von 100 Mensche Glück empfinden, wenn sie Delphine treffen? Uns war das einzigartige Erlebnis beim Übersetzen von Maui nach Lanai beschieden. Eine Schule von etwa 20 Tieren hatte sich unserem flinken Motorkatamaran zugesellt und mit pfeilschnellen Synchronsprüngen haarscharf vor dem Doppelbug des Schiffes die helle Freude an Bord ausgelöst. Ihre schiere Lebenslust ist mitreißend, sie verbringen dreimal so viel Zeit mit Spielen wie mit der Nahrungssuche.

Ich bin glücklich. Ich will nichts als jede einzelne Bewegung meines Körpers im Wasser genießen. Es ist mir egal, ob Woody vor mir am Ziel sein wird und ob andere noch nach mir kommen. So weit ich kann, greife ich mit den Armen aus. Rechts, links, rechts, links. Wenn ich links aufschaue, um Atem zu holen, erblicke ich über mir das lächelnde Gesicht von Joanne. Die Sonne ist als riesiger Feuerball hinter der Bergsilhouette von Kona aufgestiegen. Joannes Haare leuchten wie Gold unter der roten Kappe, die ich ihr gestern geschenkt habe.

Es ist mehr als eine halbe Stunde seit dem Start vergangen. Sie gibt mir die Radflasche zum Trinken. Sie hat einen Vorrat von drei großen Flaschen an Bord, eine davon mit Orangensaft gefüllt. Bei so langen Schwimmstrecken ist es wichtig, alle 30

Minuten zu trinken, das Salzwasser dehydriert sonst den Körper zu stark.

Das Hilton-Hotel an der Küste liegt bereits hinter uns. Joanne sagt mir, daß wir soeben den Ironmanwendepunkt passiert haben. Unser Kurs geht unbeirrt weiter geradeaus. Weit rechts von uns mache ich in der Ferne ein anderes Boot mit einem Schwimmer aus, das ich bislang nicht in Sichtweite hatte. Also müssen wir näher gekommen sein. Ich lege ein bisschen Tempo zu. Um Joanne und mir etwas Abwechslung zu bieten, würde ich diesen Schwimmer gern überholen.

„Häääiiiooo!" Joannes Ruf erreicht mich von weit her. Erschrocken schaue ich zur Seite. Ich bin allein! Joanne schwimmt mit ihrem Boot dreißig bis vierzig Meter links von mir. Durch mein intensives Schauen nach dem anderen Schwimmer habe ich mich vom Kurs abbringen lassen, obwohl ich die ganze Zeit dachte, ich würde geradeaus schwimmen. Ich korrigiere meinen Kurs und schwimme zu ihr zurück. Sie reicht mir den Orangensaft. Ich sauge gierig an der Flasche – welche Wohltat nach soviel Salzwasser im Hals!

„Noch dreißig Minuten, dann haben wir Kamoa Point erreicht. Das ist dann die Hälfte."

Ich nicke und gebe ihr die Flasche zurück.

„Wie fühlst du dich?" will sie wissen.

„Prächtig."

Das ist nicht gelogen. Die Sonne steht jetzt so hoch, daß man unter Wasser alles sehen kann. Ich beobachte das Spiel großer Fischschwärme und die Farbtupfer einzelner Korallenfische. Mein rechtes Ohr, das wenige Tage vor dem Wettkampf begonnen hatte zu schmerzen, ist offenbar wieder völlig in Ordnung. Keine Gefahr einer Entzündung, wahrscheinlich nur etwas Wasser im Gehörgang. Doch den Schmerz im linken Oberarmgelenk muss ich sorgsam beobachten. Er ist bei der letzten großen Trainingseinheit am vergangen Montag wieder aufgetaucht, eine alte Verletzung, die ich schon überwunden glaubte. Dieser Schmerz wird mir keine Probleme bereiten, aber ich will lieber vorsichtig sein.

Joanne lacht und deutet mit dem Finger voraus. „Das Boot!" Toll! Wir schwimmen direkt darauf zu. Vor uns schaukelt das Kontrollboot im Wasser. Es liegt auf der Mitte der Strecke. Der Schwimmer vor uns hat einen Bogen nach links machen müssen, um das Halbzeitboot zu erreichen und seine Nummer nach oben an Bord zu melden. Dadurch erreiche ich fast gleichzeitig mit ihm das Schiff. Es ist die Nummer 1, Adachi aus Japan. Wir sind nach dem Alphabet registriert. Die Spitzenleute sind jetzt schon zwei bis zweieinhalb Kilometer vor dem Ziel. Wir beide, die Nummer 1 und die Nummer 10, haben noch das Doppelte vor uns. Der Kapitän grüßt von seinem Kahn zu Joanne herab: „Nummer 5 lässt Nummer 10 ausrichten, daß er sie immer noch liebt."

Joanne strahlt. Nummer 5 ist Cap, ihr Mann, der unseren Freund Premananda Childs begleitet. Premananda ist Schüler von Sri Chinmoy, ein begeisterter Extremsportler und Jünger der Meditation. Prem ist in diesem Jahr schon beim Race across America gestartet und hat mehrmals beim Ultraman an vorderster Stelle gefinisht. Schon beim gemeinsamen Trainingsschwimmen, zu dem Cap und Joanne uns eingeladen hatten, konnte Prem unter Beweis stellen, daß er im Schwimmen eine ganze Klasse besser ist als ich.

Wir hatten seinen Meditationskurs in Kailua besucht und bei Räucherstäbchen du Kerzen eine Einweisung bekommen in die Seelenwanderung und die sieben Chakras – nach indischem Glauben die sieben unsichtbaren Energiezentren des Menschen. Sie befinden sich an Scheitel, Stirn, Kehle, Herz, Solarplexus, Kreuzbein und Steiß. Tägliche Meditation, so Prem, sei nicht nur Nahrung für die Seele, sondern setze auch im Geist und Körper ungeheure Energien frei.

Prem hat auch heute wieder alle verfügbaren Chakren genutzt und uns in Begleitung von Cap, seinem „Delphin", weit abgehängt. Aber Junge, sei gewarnt: Ich lerne noch, über Wasser zu gehen, und dann wirst du vernichtend geschlagen! Während ich an Bord klettere, um einen Kraftriegel zu knabbern, ist Adachi mit der Nummer 1 eilig weitergeschwommen. Würde ich auch so machen, wenn ich die Nummer 1 trüge.

Der Kraftriegel schmeckt wie Schuhsohle. Ich würge viel zu lange an den Bissen, die überhaupt nur mit viel Wasser herunterzubekommen sind. Gleichzeitig lasse ich Premenandas Licht in mich fließen und spüre, wie die Energie mich erfüllt und durchwärmt. Zusammenhangslos zieht eine Zeile vorbei an meinem geistigen Auge, der Zirbeldrüse, und kehrt wieder und wieder ... auch ohne Flügel werden wir die Freiheit des Fluges besitzen. Ich möchte auf Feuer gehen können und auf Wasser, senkrechte Wände hinauf und auf Wolken reiten wie Gezar, der persische Sagenheld.

Alle Bewegung ist Dialog mit der Umwelt. Was, zum Teufel, hindert uns, zu fliegen wie ein Vogel, zu laufen wie ein Wolf und zu schwimmen wie ein Fisch, wenn wir es wirklich wollen? Sind wir zu krank und kaputt, um mit unserem Kosmos zu kommunizieren? Was, außer dem eigenen Kopf, könnte es sein, das uns die unendlichen Energiequellen verkleistert? Uns mit den schlechten Gewohnheiten der Schwerkraft erschlägt? Bewegung ist Körpersprache, ein Lustgefühl mit dem Körper auszudrücken statt mit Worten.

„Weder Drängen noch Mühen", hat mein Freund Willy McCarty gesagt, kommen lassen, loslassen ... Poetry in motion!" Willy ist auch so ein Veteran unter den Ultramännern, der könnte glatt einem Haifisch Graffiti an die Schwanzglosse quatschen. Und jetzt steht er wahrscheinlich bald unter der Dusche!

Ich schmeiße meinen Energieriegel angewidert ins Wasser und springe ihm hinterher. Was vergeude ich hier meine Zeit. Diese Insel, die ich erstmals mit den Augen des Fisches von außen betrachte, ist wirklich ein Ausrufezeichen Gottes! Himmlische Heerscharen, was ist dieses Geschenk der Tiefe an den Tag doch schön! Es gilt, ehrfürchtig mit unseren Leibern einen Zirkel der Huldigung um Hawaii zu schlagen.

Wir lassen die Mitte der Strecke bei Magic Sands Beach zurück. Zwei Stunden habe ich bisher gebraucht. Chip, Prem und Willy, ich komme! Lasst mich hier nicht allein. Ich greife wieder beherzt in die grünen Fluten, schwimme jetzt manchmal zur Entlastung des linken Armes Brust. Das hat auch den Vorteil, dass ich besser den Blick über die Küste schweifen lassen kann.

Die Sonne brennt jetzt auf den gut geölten Schultern. Wie anders der Alii Drive ausschaut, wenn man ihn mit einem Kilometer Abstand aus dem Stillen Ozean betrachtet! So viele Male bin ich ihn schon entlanggejoggt – eine Straße, die das einzigartige Verkehrszeichen „Caution – Bikers and Joggers" trägt. Erst letzten Dienstag bin ich die zehn Kilometer vom Kailuakai bis Kona Surf-Hotel und dann zurück im Sechsertempo in der Mittagsglut zum letzten Mal gelaufen.

Meistens jedoch vor dem Frühstück, wenn die Luft noch frisch war und die fremden Vögel zwitscherten, wenn es aus den Büschen nach Jasmin roch und die Mungos schnell hinter den Mülltonnen verschwanden, wenn die Brandung noch im Halbschlaf lag, die Strände noch vor Leere gähnten und ein Hawaiianer auf dem dicksten Ast des Banyanbaumes schlief, der eine Arm herabgefallen, die Fingerspitzen dicht am Ghettoblaster baumelnd, der unter ihm am Boden darauf wartete, von Gottes Funke neu beseelt zu werden.

Jetzt aber, von der Wasserseite aus, enthüllt sich mir ein anderer Alii Drive. Winzig sind die Häuser und Kirchendächer gegen die mächtigen Berge im Hintergrund. Blechhütten verschwinden in der Brandungsgischt, um gleich darauf im Sonnenlicht zu funkeln. Kein Laut dringt vom geschäftigen Verkehr der Promenade bis zu mir in den Pazifik.

White Sands Beach vorbei, auch Kahaluu – Little Blue Church – liegt hinter uns. Mein Hals ist rau vom Wasser, die Hände sehen weiß und aufgeweicht im klaren Wasser aus. Ich will, ich will, ich will das Ziel erreichen. Oh, was sind die Arme lang geworden! Die Unterwasserschallverstärkung reflektiert die Stöhn- und Grunzgeräusche meiner Lunge immer hemmungsloser auf die Trommelfelle. Meine Gelassenheit weicht unvermittelt wildem Trotz. Da reißt Joanne in einer grandiosen Geste ihren linken Arm hoch: „Kona Surf!"

Kolumbus hätte das verheißende Land nicht freudiger begrüßen können. Das Ziel im Auge, heißt es jetzt für uns noch einmal „Volle Kraft voraus!" Die See fängt auf der letzten Meile – oder sind es anderthalb? – zu schäumen an. Das freie Meer drängt hier auf einen vorgeschobenen Lavaabbruch von fast 700 Meter Tiefe. Zwischen Klippen, Schründen, Wirbeln schmatzt und spritzt es. Trotz allem – dieses Spiel gefällt mir. Ich muss lachen, ich muss brüllen, ich muss schnaufen. Japsen, keuchen, lechzen – auch dies ein Dialog mit meiner Umwelt.

Mit jedem Atemholen stemme ich mich brustwärts ein paar Zentimeter weiter, wie ein Polyp versuche ich, mich durch das nasse Element zu saugen. Auch Joanne hat alle Hände voll zu tun, um ihre Plastikschale vor dem Kentern zu bewahren. Doch vor uns sehen wir schon die roten Bojen, die uns um die letzten Klippen in die Keauhoubucht lotsen sollen. Cap ist hier mit seinem Boot gekentert, wie wir später hören. Wir verlieren keine Zeit, wollen das Etappenziel jetzt zwingen. Alle Bojen müssen links genommen werden. Aufgeregt bin ich an einem roten Ball von rechts vorbeigekommen. Also zurück, nur keine Regelwidrigkeiten.

Die letzte Lavaspitze ist umschwommen. Am Strand ist aufgeregte Stimmung, alles winkt und klatscht. Um dem spitze Geröll und massenhaft Seeigeln zu entgehen, kraule ich, bis ich fast auf den Brustwarzen aufstoße. Ich richte mich auf und reiße die Brille ab. Dass Joanne mich kurz vor unserer Ladung noch mit ihrem Kanubug am Kinn getroffen hat, ist mir entgangen. Macht auch nichts – nach vier Stunden plus zwölf Minuten wieder senkrecht: was für ein Gefühl!

Beim Ultraman ist der Empfang für jeden individuell. Curtis entbietet die Eloge über Megaphon, Claudia steuert einen Tusch auf ihrer Bambusrohrtrompete bei. Das tut meiner Eitelkeit so wohl wie der frisch gepresste Karottensaft meinem Gaumen. Alle wollen mir helfen, während ich allen beweisen möchte, dass ich ganz allein bis zur Dusche laufen kann, was aber völlig unmöglich ist, da alle so dicht neben mir stehen, dass ich nicht einmal umfallen würde, wenn ich keine Beine mehr hätte. Wir laufen also gemeinsam zur Dusche, unter der ich dann schließlich doch allein bin. Ich bade in Süßwasser und Blitzlicht und erfahre, ich hätte jetzt den Platz 24.

Damit bin ich sehr zufrieden. Ich bin wie Scott Tinley – im Schwimmen immer etwas hintendran, was ich dann aber im Gegensatz zu ihm mit einer meist mäßigen Rad- und Laufleistung harmonisch ergänze.

Von dem köstlichen Süßwasserstrahl mag ich mich so schnell gar nicht trennen, das klare, kühle Wasser läuft mir wie von innen durch den Körper. Wie oft stand ich in diesen Wochen unter Tropenwasserfällen, die aus hunderten von Höhenmetern meine Haut verdroschen. Gebt mir mehr davon! Nach überstandener Taufe im Pazifik ist mir so leicht und wohl, als sei der Ballast aller Sünden von mir abgewaschen. Geschafft! Vorbei! Alle Schwere aus den langen letzten Jahren weicht aus meinen Gliedern. Zehntausende von Trainingskilometern in Eis und Schnee bis an die Schwelle von Hawaii bin ich gefahren, Schweiß und Blut hat es gekostet, Nerven auch und manchmal Tränen, Laufschuhe bergeweise verbraucht – vorbei! Jetzt bin ich hier. Jetzt bin ich frei. Jetzt will ich Spaß. Jetzt will ich endlich auf mein Rad.

Ich bin kein Zauberer der Wechselzone. Das weiß-rote Radtrikot mit dem Berliner Bären auf dem Rücken geht zu langsam über meinen nassen Rücken. Die rote Hose ist schon an, Claudia hilft mit Helm und Schuhen, nur die Radhandschuhe wollen nicht an meine aufgeweichten Finger. Schließlich sitze ich auf meinem Sattel und das Rennrad rollt. Der Schrei, der Schrei der jetzt kommt, der gehört dazu. Jeder Neugeborene begrüßt damit die Welt, ich fühle mich wie Neugeboren.

III.

Mana

All power comes from within (Huna).

Der Krieger ist entspannt und locker, er fürchtet nichts. Und so ebnet ihm die Kraft, die ihn leitet, den Weg.

Castaneda

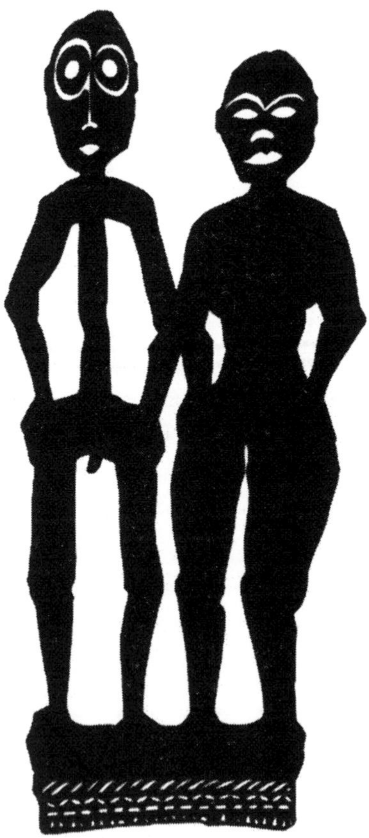

Es gibt Tage, da sind die Straßen mit Glückspfennigen gepflastert. Heute ist so einer. Seit ich die Wechselzone verlassen habe, bin ich allein – zum ersten Mal seit dem frühen Morgen wirklich allein. Ich brauche diesen Moment. Ich lausche nach innen. Kein Misston dringt in mein Bewusstsein. Alles ist klar und rein.

Die Hände trocknen am weißumwickelten Lenker. Der Kuakini Highway schiebt sich seit dem erste Meter steil wie eine Laderampe in den Sonnenofen. Sie nennen diesen Höhenzug „Cool Mauka", ab Mittag liegt er oft im Regen.

Ich nenne diesen Heartbreakhill den Kuakini-Highway-Blues und bin ihn im Training bei jedem Wetter gefahren, einmal, heimzu, schlotternd nach stundenlangem Tropenregen und nervenzerfetzender Abfahrt auf überfluteter Fahrbahn. Ich bin ihn hinaufgeschwitzt mit krummem Rücken und rasendem Puls, nachdem mein Rad, demoliert nach mehrtägiger Odyssee, den Luftweg nach Hawaii gefunden hatte. Ich habe die toten Katzen und breitgefahrenen Vögel gezählt. Ich wusste genau, nach welcher Kurve die zerbrochene Sonnenbrille neben dem Seitenstreifen kam. Aggressiv überholende Bigfoots, hupende Laster, drängelnde Busse, fast alles außer Schaufelraddampfern.

Aus gutem Grund ist ein Rückspiegel beim Ultraman Vorschrift. Für dieses Rennen kannst du den Verkehr nicht sperren. Doch heute ist die Straße wie verwandelt. An allen Ecken und Enden blinken die goldenen Pennies. Die ersten Autofahrer lachen und winken beim Anblick meines Trikots mit der Aufschrift „Berlin – Hawaii" und dem Wappenbären. Ich bin erleichtert und froh, dass ich noch vor zwei Tagen den Triathlonlenker gegen ein althergebrachtes Modell getauscht habe. Die erste Radetappe, das hatte das Training gezeigt, besteht aus zwei lang anhaltenden Steigungen, von einer kurzen steilen Abfahrt unterbrochen. Diese 146 Kilometer sind mit dem Triathlonlenker wahrhaftig kein Spaß.

Liebevoll packe ich die altgewohnten Griffe und steige in die Pedalen. 42/24 ist meine Übersetzung, und das wird sie lange bleiben. Für Heldentaten gibt es hier zum Glück kein Publikum. Bedächtig werden meine Muskeln an die neue Gangart angepasst. Der erste Schweiß tropft seitlich von den Oklaybrille. Genussvoll sonnenbade ich im Wiegetritt bergan. Jede Bewegung kommt aus meiner Mitte. Ich sehe mich nicht mehr getrennt von meinem Tun. Ich bin bei mir, ich bin bei meiner Sache. Der ganze Körper saugt und pumpt, ein Blasebalg im Schmiedefeuer. Ich bin nur noch Lunge, presse Luft bis in die Zehen, schöpfe Atem bis ins Hirn.

Ich bin eine rote Montgolfiere im Serpentinenkarussell, zum Bersten voll Big-Island-Sauerstoff. Mir ist so unbeschwert zumute auf dem Weg nach oben. Ein harter Reifendruck von achteinhalb Atü hebt mich vom Rauhasphaltbelag der Fahrbahn. Der Rücken braucht kaum Federung, ich stehe heute mehr, als dass ich sitze. Noch nie ist diese Steigung mir so leicht gefallen. Noch nie war ich zugleich so optimistisch, dass es diesmal keine Pannen geben wird. Vor vier Tagen habe ich die Schrauben aus der rechten Lookbindung verloren. Am gleichen Tage war der neue Vorderreifen platt. Wenn nur die Kette hält bei der für heute angesagten Kletterei.

Noch eine Kehre und der Blick aufs Meer ist frei. Wie ruhig das hier oben ist. Die Steigung und mein Schnaufen lassen nach. Ich unterhalte mich mit meinem Tod. Dabei werfe ich den Kopf zurück und trinke aus der Wasserflasche.

Mein Tod sitzt auf der linken Schulter. Deshalb ist dort mein Gesichtsfeld immer eingeschränkt. Man kann dem Tod nicht in die Augen schauen, weil er wie du von innen blickt. Mein Tod und ich, wir schauen in die gleiche Richtung – zur Rechten auf den Stillen Ozean herab. Ein tiefes Blau, das sich in die Unendlichkeit verliert.

„Du warst mir heute nahe“, sage ich.

Er schweigt.

„Das Wasser“, sage ich, „ist eine fremde Welt“.

Er schweigt.

„Wie ist das mit dem Wasserspiegel“, sage ich und lasse meine Augen auf dem grenzenlosen Lapislazuli zu meiner Rechten schweifen, „ich fühlte heute, wie die Fläche Tod und Leben trennt.“

Er schweigt.

„Nur, dass es für Fisch und Mensch die jeweils umgekehrte Seite ist."

Er schweigt.

„Sag mir jetzt, auf welcher Seite du bist."

Er schweigt. Ich schweige auch und sinke, sinke tief.

Die Finsternis, die mich umschreint, ist wie ein Sarg. Ich nehme sie erst wahr, nachdem von weither Stimmen kommen, das Geklirr von chirurgischen Instrumenten und halblaut gesprochene Anweisungen. Nein ... ich weiß, was jetzt passieren muss, und Panik fährt mir durch die Glieder. Mein Gott, sie operieren mich, sie sind noch mittendrin, während ich zu früh erwache. Ja, verdammt doch, ich erwache und sie merken nichts, das sind ganz deutlich ihre Stimmen, was reden sie da nur, die Worte sind nicht zu verstehen, ich muss mich bemerkbar machen, gleich wird ei furchtbarer Schmerz meinen aufgeschnittenen Leib zerreißen ...

Ich bleibe eingemeißelt in mein Schweigen, obwohl ich schreien möchte. Das Entsetzen überschlägt sich. Wo ist meine Stimme? Ich habe keine Stimme, ich habe keinen Mund, ich habe keinen Körper – obwohl ich mich aufbäumen möchte gegen diesen Alptraum bleibe ich aufgelöst in mein schwarzes Schweigen. Versteht doch, gleich muss etwas ganz Entsetzliches passieren, ich erwache unter euren Händen, meine Narkose ist zu früh vorbei.

Ja die Finger, die Finger lassen sich bewegen! Salute Welt! Ich gebe Zeichen, seht her, ich bewege meine Finger, ich spreize verzweifelte Morsezeichen aus meinem schwarzen Nichts in den OP, der gleich mit seiner unerträglich grellen Wirklichkeit über mich hereinbrechen wird. Sieht das denn keiner? Bemerkt Ihr mich nicht? Ich ereiche eine Hand an meiner Seite, meine aufgeregten Finger lassen keinen Zweifel, dass ich etwas sagen will.

Ich höre eine Frauenstimme ... „Augen auf ... „Ich möchte weinen vor Erlösung.

„Öffnen Sie die Augen".

Es ist also alles gut. Sie haben mich schon operiert. Wie gut.

Aber meine Augen wollen sich nicht öffnen lassen. Neuer Angstanfall: Ich kriege keine Luft, ich kann nicht atmen! Was ist los mitmeinen Lungen? Sie sind gelähmt wie von Curare. Das tödliche Indianergift lässt nicht das kleinste bisschen Leben in die Brust. Ich verharre einfach ausgeatmet in der bodenlosen Schwärze und versinke ... sinke ... sinke ... Es hat keinen Sinn mehr.

„Atmen Sie", befiehlt die Stimme, „atmen Sie, Herr Haetzel!" Röchelnd bäume ich mich hoch in einem letzten Aufbegehren, ein Schlauch mit Sauerstoff, ins rechte Nasenloch geschoben, unterstützt den Kampf.

Oh diese Kälte! Wenn sie es bloß wärmer ließen in mir. Mir ist grausam kalt. Mein Zähneklappern sollte sie daran erinnern, wie ich friere, die aufeinander schlagenden Kinnladen sollten erbetteln, worum ich mich mit Sprache noch immer nicht bemühen kann: Wärme, Wärme, Wärme! Ich keuche wie im Eisbad.

Sie heben mich vom Operationstisch, ziehen mir ein Hemd über, legen eine Decke auf mich. Ein Bett. Alles ist gut. Ich bin also abgenabelt von den Apparaten. Ich bin zum zweiten Mal geboren in die Welt der Angst und Schmerzen. Beim ersten Mal war es gewiss nicht schlimmer ...

Chip, deine Landschaft mag ich nicht.

Der Tod auf meiner linken Schulter schweigt noch immer. Dort auf der linken Seite, wo sein Platz ist, trage ich im Ohr zwei goldene Ringe.

Große Falter tanzen bunt um meinen Kopf. Ich folge ihnen mit dem Blick auf rote Blüten, grüne Büsche, in den makellosen Himmel von Big Island. Der Tod ist mir ein Stück vorausgeflogen.

Dies ist ein Tag, da schieben alle Englein mit. Ich bin drauf und dran zu singen. Porgy auf dem Weg in sein gelobtes Land, to a Heavenly Land ... Und da kommt auch schon Bess. Bess heißt heute Claudia und winkt aus unserem grauen Leasing-Nissan, der am Heck das große Warnschild aller Teamfahrzeuge mit der Aufschrift trägt" „Achtung! Radfahrer und Läufer voraus!"

Sie strahlt und fängt nun auch nach der Hetzerei der letzten Tage an, diesen Wettkampf zu genießen. Ich liebe dieses strahlende Gesicht. Ich hoffe, meine Mannschaft wird von meiner Laune mitgerissen, damit die Kraft, die ich verströme, von ihnen dann zu mir zurückgelangt. Meine Mannschaft, das ist eine Frauschaft. Neben Claudia sitzt Elisabeth, ein junges Mädchen aus Big Island, deren Mutter in der Wettkampfleitung hilft. Die Mädchen werden mich vom Auto aus betreuen. Verpflegungsposten gibt es nicht beim Ultraman.

„Brauchst du was?"

Ich nicke, mache Zeichen, dass ich Essen will. Meine Wasserflasche ist noch nicht geleert, und ich verspüre keilen Hunger. Aber ein Jahrzehnt Erfahrung im Extremsport sagt mir, dass ich regelmäßig Essen muss. Lange, bevor der Hunger kommt. Wenig, aber oft. Doch selbst das Wenige geht bei der Hitze schwer den Hals herunter. An die blöden Riegel will ich dabei gar nicht denken. Wir haben uns ein feines Ultramanmenue erstellt. Ich muss lachen, wenn ich daran denke, wie viele Vorratskisten wir im Kofferraum des Autos eingeladen haben.

Die Mädchen sind vorausgefahren und erwarten mich am Straßenrand. Ich halte knapp und greife eine Pellkartoffel, Kekse, eine wassersatte Sternfrucht. Das Festmahl nehme ich im Fahren ein. Ich werde meine Imbisswünsche heute noch ein dutzend Mal verändern. Sandwich mit Salat und Käse, Snikkers, Birne, manchmal Banane und Melone, stehen auf dem Plan. Niemals trinke ich Elektrolyte – vielleicht gerade deshalb habe ich drei Dutzend Marathons und sieben Ironmandistanzen ohne Krämpfe überstanden.

„Mit was füttert Ihr den Jungen", will das Team von Terry Ives von Claudia wissen, der ich gerade eines ihrer Schwarzbrotsandwiches entrissen habe. „Ist das wohl ein Wiener Schnitzel?" An ein neues Team heranzurücken, heißt in der Regel, bald auch einen neuen Wettkampfteilnehmer zu überholen. Das spornt an. Ausnahmslos sind unsere neuen Wegbekanntschaften an diesem Tag nach vorne orientiert. Wir holen auf. Als erstes treffen wir Adachi wieder, den Japaner mit der Nummer 1. Schon als ich ihn von weitem sehe, werden Herzschlag und Pedalumdrehung bei mir unwillkürlich schneller. Die nächste Steigung nehme ich im

Flug. Bis eben wollte ich nichts anderes als dabei sein. Auf einmal ist das Jagdfieber erwacht.

Doch daneben ist es noch ein zweiter, leiserer Gedanke, der mich anspornt, Druck zu machen. Tief in meinem Innern hockt ein Bengel, der nach Wärme bettelt, der Gemeinschaft will: „Wir Ultramänner wollen doch auf unserer großen Schleife den Zusammenhalt nicht ganz verlieren!" Ich freue mich, Adachi, ihm den Rücken stützend, einen Augenblick die Last des Kletterns abzunehmen und ihm von ganzen Herzen Glück zu wünschen. Am liebsten würde ich an diesem Tag vor lauter Harmoniebegehren jeden einzelnen umarmen, den ich sehe. Sechs weitere Gefährten sollen bis zum Tagesende folgen.

Nach einer knappen Stunde liegen 15 Kilometer Steigung und die Siedlung Captain Cook in meinem Rücken. (Ja, hier traf ihn der gerechte Zorn der Insulaner, hier aßen sie sein Britenfleisch, um sich des Mana, der Allgewalt des weißen Mannes zu bemächtigen.) Ich gäbe viel darum, die steile krumme Straße rechts von mir 500 Meter tief zum Meer hinabzurasen. Unten in der Bucht, am Fuße des Gefälles, liegt die Fluchtburg Honaunau, das größte Heiligtum barbarischer Erhabenheit. Drei Meter hohe Götterfratzen von grotesker Wildheit wachen über einen Zufluchtsort, den meterdicke Riesenmauern einst zum Meer hin abgeriegelt haben. Die ganze ungebrochene Allgewalt der Götter und der Priester, die den Göttern dienten, schützten das Tabu des größten Heiligtums Hawaiis.

Gesetzesbrecher, Deserteure, unschuldig Verfolgte und besiegte Krieger fanden Zuflucht, im Krieg auch Frauen und Kinder, alle die nicht Waffen trugen. Im Frieden war der Ort Verfolgten nur vom Wasser offen – durch die Honaunaubucht, wo es vor Haien wimmelte. Wem Lono, Gott der Haie und der Ernte, sich barmherzig zeigte, dem durfte auch der höchste Herrscher dieser Welt kein Haar mehr krümmen. Ein Ort der Wiederauferstehung der Gestrauchelten. Die heiligen Gebeine dutzender Geschlechter alter Inselherrscher gaben dem Refugium die unbegrenzte Kraft, das Mana, das an dieser Stätte alle Zeiten überdauert hat.

Gerne hätte ich an diesem Ort verweilt, mich in einer kurze Einkehr meiner Stärke vergewissert. Das hätte dann jedoch mit Sicherheit bedeutet, das Tagesziel nicht mehr vor Nachteinbruch zu schaffen. Ich will das Militärkamp im Vulkanpark unbedingt vor 18 Uhr erreichen. Grausiger Gedanke, am Ende eines langen Tages, müde und womöglich noch im Regen, durch die rabenschwarze Tropenacht zu fahren. Die Zeit sitzt mir im Nacken wie ein Scharfrichter dem Delinquenten. Nicht alle werden heute glücklich sein, die nach mir kommen. Lasst mich weiter, Leute!

Auch Chip Salaun kann mir nicht sagen, ob mein dunkler Schweiger seinen Platz auf meiner Schulter wieder einnimmt. Dieser blinde Fleck im linken Auge hinterlässt mich manchmal ratlos, rastlos ... wird er wieder wie ein scheues Tier in die Unnahbarkeit der Nacht entweichen? Oder will er mir wie ein gemeiner Straßenköter in der nächsten Kurve der nun stark verengten Straße in die Speichen springen? Ich bin ständig auf der Hut.

Ich vergesse meine Aufholjagd für eine Weile und denke an das Buch, das ich zu Hause schreiben will. Ich hätte gerne eine Tonbildkamera im Kopf, die mich und meine Selbstgespräche filmt. Ein Objektiv als drittes Auge, das unbestechlich alle Augenblicke sammelt. Lange wollte ich als Junge einen Fotoapparat besitzen. Bis ich mich eines Tages fragte, was ich wohl mit all den Bildern machen sollte, diesen im Entwicklerbad erwachte Fetzen Ewigkeit, wo ich doch eines Tages sterben musste. Van da an war ich lange traurig. Auch Traurigkeit ist eine Art von Glück.

Ich gäbe viel darum, wenn ich jetzt einen hätte, der mir zuhört. Warum kann ich nicht weiter vorne sein, wo Willy ist? Willy hat viele ähnliche Gedanken. Oft lesen wir die Südsee wie ein Palimpsest. Wir suchen nach den Zeichen hinter jedem Zeichen, wir lauschen nach dem Ton der ungesungenen Melodien. Den Kulturverfall der Südsee kann man nicht mit Salversan bekämpfen wie die Syphilis. Der Kulturverfall der Südsee fängt in jedem von uns selber an.

Aber das Wunder ist, dass diese von uns ausgelöschten Südseeinsulaner weiter leben. Sie haben nichts mehr, damit sind sie unverwundbar. Ihre Lebenskraft hat viele Leben, während wir nur allzu häufig an uns selber Mangel leiden. Mit dreister Lebensfreude haben sie die Herrscherposen unterwandert wie ein Virus. Lasst uns hoffen, dass noch mancher Cook in ihrem Magen Platz hat.

Ist schon in Ordnung, Willy, morgen bin ich bei dir. Honaunau hat mich mächtig aufgeladen, aber du warst vor mir da, Du kennst die gleichen Tricks, ich lass dich heute laufen.

Die Gedanken stürzen mir davon, ich bleibe ausgeleert zurück. Ich bin nicht auf der Flucht. Seit ich in Hawaii bin, habe ich mein Ziel gefunden. Aus dem Suchen wurde Sehen. Der ganze Archipel ist eine Fluchtburg. Ich bin angekommen. Viele waren vor mir da. Sie haben mich erwartet. Auf der Arche ist noch Platz. Der gleiche weise Herrscher, der Honaunau gründete, hat am Gegenpol der Insel hoch im Norden noch ein weiteres Asyl geschaffen. Waipio heißt der Ort. Das schmale hohe Tal war in der Frühzeit von Hawaii mit dichtem Tropenwald, mit Obstplantagen, Teichen und mit Tarofeldern schon ein Zentrum der Besiedlung. Der legendäre King Kamehameha I., der erste Herrscher der Insel, hat vor der Ankunft des Entdeckers Cook hier seine Jugendzeit verbracht. Es gibt auf ganz Hawaii keinen zweiten Ort von soviel Liebreiz. (Das fand Claudia auch: „Ich habe jetzt die Schnauze voll von deinen Abenteuern!“ japste sie, als wir zum sechsten Mal auf unserem Trail den gleichen schlammgeschwärzen Fluss durchqueren mussten.)

Waipio war der letzte Schritt unserer Hawaiierforschung, bei der wir, wie wir beide fühlten, durch den Mittelpunkt der Erde krochen. Noch heute ist der Ort geprägt vom Zauberbann der alten Zeit. Der schwarze Strand aus Lavastaub verleiht der Bucht den feierlichen Anstrich einer Opferstätte. Auf dieser Bühne ruhte eine dunkelblonde Frau, ein schwarzbeschmiertes Kind an ihrer Brust. Zwei weitere Krausköpfe, der älteste war höchstens sechs bis sieben Jahre, vergnügten sich in ihrer Nähe. Wir fragten sie nach einem Weg in das Gebirge. Sie schaute auf mit müden Augen und wischte mit der freien Hand ein wenig von dem ekelhaften Pflanzenbrei aus ihrer Stirn, mit dem sie ihre Haare eingerieben hatte.

„Reden wir doch einfach Deutsch, ich bin Monika aus Düsseldorf."

Monika war viel herumgekommen in der Welt, und jedes ihrer Kinder hatte einen anderen Vater. „Mein Freund Klaus baut Autos, die solargetrieben sind. Ich wollte ihn letztes Jahr zu einem Wettrennen mit Solarzellenautos nach Australien begleiten. Ich sollte die vegetarische Köchin im Team sein. Da kam mir die neue Schwangerschaft dazwischen."

Monika hat ihre Kinder wie einen Schutzwall um sich herum geschart. Sie ist das Muttertier mit ihrer eigenen Herde. Sie hat erfahren, dass es einfach ist zu leben, wenn man nichts hat als die Kinder. Sie hat nichts und sie will nichts. Alles, was sie braucht für sich du ihre Schar, trägt sie im Rucksack mit sich rum.

Sie lebt seit Jahren auf Hawaii. Nachts schlafen alle in der Hängematte. Nicht mal ein Zelt besitzen sie. Wenn es regnet, wickeln sie sich in den Poncho. Da die Kinder in den USA geboren sind, kann sie auch ihrer Mittellosigkeit zum Trotz nicht ausgewiesen werden. Da wo sie herkommt, hat kein Mensch von ihrer neuen Lebensform erfahren. Auch die Eltern nicht.

„Es ist so einfach, ohne Geld zu leben, vor allem hier auf diesen Inseln, die noch vor wenigen Generationen weder Geld noch Eigentumsbegriffe kannten", sagt Moni tonlos. „Es gibt viele Früchte hier im Wald." Sie öffnet eine Plastiktüte und verteilt gekochten Reis, Sandwiches, Trockenfleisch und Chips – das hatte ein Tourist aus Mitleid mit den Kindern dagelassen. Wir hatten keinen Hunger.

Moni drückte Claudia ihr schwarzbeschmiertes nacktes Baby in die Arme: „Halt mal ein bisschen, ich schleppe diesen Burschen schon den ganzen Tag mit mir herum." Der Kleine räkelte sich wohlig, und bald sah Claudia in ihrem weißen T-Shirt genau so schmierig aus wie alle anderen.

Moni gab mir eine kleine Filterpumpe in die Hand. „Die hab ich in der Schweiz gekauft. Soll angeblich pro Minute eine Gallone sauberes Wasser pumpen, da sind Reinigungsmikroben drin." Ich schöpfte aus der Flussmündung, die sich ins Meer ergoss, ein Kochgeschirr voll Wasser und fing an, in eine Plastikflasche umzupumpen. Es war entsetzlich mühsam. Monika erzählte immer weiter, ohne dass sie ihre Stimme hob und senkte.

„Ich habe eigentlich Design studiert. Ich habe lange Zeit davon geträumt, das sich selbst reinigende Haus zu entwerfen. Verstehst du, mit einem Haushalt, in dem man niemals wieder Hausarbeit verrichten muss." Sie blickte um sich: „Na ja, in gewissem Sinne habe ich ja nun gefunden, was ich suchte."

Bis vor kurzem hatte sie mit ihren Kindern noch im Kalalautal von Kauai gelebt. Dort hatte sie die Hängematte in einer Höhle dicht am Strand aufgespannt. „Wir schliefen, spielten, aßen dort die ganze Zeit. Was auf den Boden fiel, das pickten sich die Hühner und die Vögel auf."

Sie waren fortgegangen, als das Meer die Höhle überflutete. Moni schaute uns mit ihren müden Augen an. Ihr Gesicht war schmal und blass. Die weiße Paste, die sie wie einen Turban trug, stank furchtbar. „Kopfläuse", sagte sie.

„Ich habe Nonifrüchte zu Brei gestampft und hoffe, dass die Läuse daran sterben. Die Kinder sind den ganzen Tag im Meer, das hält die Läuse fern. Ich muss das Baby hüten." Sie fügte noch hinzu, dass man die Paste bei den Polynesiern auch zur Abtreibung benutzt.

Die Sonne ging schon unter, und es wurde kalt. Die Kinder waren kaum bekleidet, froren aber nicht. Wir verließen Waipio, das Tal der Schutz- und Friedensuchenden. Das war nur eine Woche vor dem Wettkampf.

Wir überlegten, wie die Frau allein mit den drei Kindern den wilden Pfad nach Kalalau – und dann zurück nach hier gewandert ist. Jede Insel auf Hawaii hat ihre Fluchtburg. Als ob Mutter Natur in ihrem Schoß die Gnade der Geborgenheit gewährt, sind schwer zugängliche Gebiete immer wieder zum Refugium für alle die geworden, die mühselig und beladen sind.

So ein Gang durch den Geburtskanal zum Uterus von Allmutter Natur ist Kalalau, 18 Kilometer Steilabstürze, enge Urwaldtäler, reißende Flüsse, die Urgewalt der majestätischen

Na-Pali-Küste – es gibt nur diesen einen Trail nach Kalalau.

Monika und ihre Kinder haben keine Schuhe. Das Muttertier und ihre Herde liefen barfuss. Wir sahen mehrfach wilde Ziegen in den schroffen Klippenwänden. Kinder mit nackten Füßen nie.

Am Fuß der schwarzen Riesenwände kocht die Brandung, doch du hörst den Malstrom in der Höhe nicht. Der Trail ist wie ein Tunnel, der dich in die Steinzeit führt. Ein Riesensaurier, der sich auf Drachenschwingen durch die Totenstille gleiten lässt, ist noch das mindeste, das du erwartest. Mit Opfergaben, eingewikkelt in ein grünes Tiblatt, versucht der Wanderer sich der bösen Geister zu erwehren. Das Reich der Sonne endet hier. Neue, dir noch nicht bekannte Sinne sind gefordert. Es tropft und dampft und rinnt und rieselt. Du stöberst schweren Schrittes zwischen Schmatzpfützen und Rollgestein den alptraumhaften Tausendfüßler auf: „Mensch, wie ein junger Aal!“

„Lebt sicher auch von Leichen.“

„Päh!“

Was für ein Weg! Von wem erdacht, um dieses Heiligtum zu schützen? Nach sechs bis sieben Stunden hatten wir dann Kalalau erreicht: ein Kleinod, paradiesisch, abgelegener als dieses Tal ist kaum ein zweiter Ort auf Erden. Die letzten Hippies dieser Welt – hier kannst du einige von ihnen wiederfinden. In stolzer Nacktheit schritten sie im Abendlicht den Strand entlang. Nachts macht ein Sternenfirmament von malstromhafter Tiefe den Betrachter trunken.

„Hier möchte ich für immer bleiben“, stöhnte Claudia. Ich zählte die Kometen, die in langer Bahn verglühten. Wir tranken Wein. Den Rest der Flasche opferten wir jenem Gott, der uns die Wiederkehr an dieses Fleckchen Erde sichern sollte.

Bobby, eine blonde New-Age-Monroe aus Los Angeles, hat einen ganzen Sommer lang in Kalalau gelebt. Sie ernährte sich von Fischfang und den Früchten einer längst verlassenen Siedlung. Wir trafen Bobby auf dem Rückweg in die Gegenwart. Wir nahmen sie in unserem Auto mit nach Hanalei, wo sie mit ihrem Freund aus Mexiko ein Segelboot bewohnte. „Ich bin in Iserlohn geboren“, lachte Bobby, „und mein Typ aus Mexiko ist illegal nach Texas eingewandert. Manchmal kaufen wir uns Sauerkraut und rote Bohnen. Die machen wir zusamme warm und essen sie."

Bei einem Mal zu viert erzählten sie von Dr. Mundo, einem ausgestiegenen Arzt, der lange in den Höhlen Kalalaus als Einsiedler gelebt hatte. Er hatte ihr mit Kräutern und den bloßen Händen eine Krankheit auskuriert. „Ich bin in meinem Leben nie mehr krank geworden", strahlte Bobby und holte zwischen ihren prallen Brüsten ein geheimnisvolles Lederbeutelchen hervor. „Aber was in diesem Medizinsack drin ist, verrate ich Euch nicht."

Der Einsiedler von Kalalau ist eines Tages ohne eine Spur zu hinterlassen fort gewesen. „Aber ich bin sicher, dass er lebt", erklärte Bobby. „Seine Manaheilkraft ist unsterblich." Er gab alles, was er hatte, der Natur zurück und sie gab ihm dafür den Frieden. Vergeblich habe ich versucht, in Hanalei und im Hawaii-Art-Museum mehr von diesem Doktor zu erfahren. Es heißt, dass er Gedichte und Essays zurückgelassen hat.

Zum Abschied hat uns Bobby fest umarmt: „Die Menschen auf Hawaii sind eine einzige Familie. Es gibt auf dieser Welt den unbegrenzten Reichtum unserer Seele und des Geistes. Er wird nie versiegen. Wir müssen nichts von anderen nehmen, um das eigene Glück zu mehren. Im Gegenteil, je mehr man weggibt, desto mehr bekommt man." Sprach's und schenkte uns ein paar Hawaii-T-Shirts aus dem Koffer ihres Freundes.

Wie sehr wir Menschen aus Europa und Amerika von Furcht beherrscht sind, wir könnten bei der Aneignung der Güter unserer Welt zu kurz geraten, das lassen uns die Südseeinsulaner lachend Tag für Tag erleben. Sie kennen keine Sorgen um den nächsten Tag. Ihnen wird die Gnade einer ungebrochenen Gegenwart zuteil. Ihren Reichtum hat noch kein Eroberer erschöpft. Und sie gewähren uns barmherzig, was unser Streben nach Besitz uns äußerst mangelhaft beschert – das Glück, bedürfnislos zu sein.

Nach wochenlangen Urwaldwanderungen, wenn wir selbst verdreckt wie Kakerlaken aus dem Schlamm gekrochen kamen, um auf Inseln eines irren Luxus an weißgedeckten Tischen auszuruhen, fingen wir allmählich zu begreifen an, dass Selbstachtung nicht mit der frischen Wäsche aus dem Schrank genommen werden kann. Hingabe ist der Weg zu grenzenloser Kraft, Aneignung schwächt wie ein Gebrechen. Die Zerstörung unserer Welt fängt immer in uns selbst an. Die Antwort vieler Hawaiianer heißt „Verweigerung".

Ablehnung als Auflehnung. Der Job ist nicht der einzige Weg, um deine Existenz zu definieren. 6000 Menschen leben auf der Insel Molokai. 5000 haben keine Arbeit. Lässt man ihnen keine Wahl? Oder warten sie nur ab? Ist das ihre Art, die aina zu verteidigen, das Stückchen Heimat, ihre Herkunft, die auch noch den Ärmsten adelt? Fragt Curtis Tyler, der durch mütterliches Erbe halb Hawaii im Blut hat, mal nach seiner Jugend. „Ich bekam erst mit dem elften Lebensjahr die ersten Schuhe", erinnerte der Vater unserer Ultraman-Gemeinde sich, als wir auf seiner Hausveranda gemeinsam einen Sonnenuntergang genossen. „Mein Junge kann noch heute über spitze Lava laufen. Man braucht nicht viel, um glücklich auf Hawaii zu sein."

Honouli Maloo Valley heißt das hübsch versteckte Tal in Molokai, wo wir nach einem heißen Vormittag und vielem Fragen jene Landkommune fanden, die seit zehn Jahren eigene Wege aus der Zukunftslosigkeit der westlichen Gesellschaft sucht. So mühsam es auch war, so wichtig war der Aufschluss, den die Fragerei nach unserem Ziel uns hinsichtlich der Meinung vieler Nachbarn über Jim und Jay und Claude und Bonny und die übrigen Bewohner der Kommune brachte.

Während uns die jungen Hawaiianer manchmal kritisch musterten, sprachen sie von der Kommune, die altes Bauernland der Väter wieder urbar machte, voller Sympathie und Achtung. Es gibt bei den Sozialhilfeempfängern jedoch bisher keine Neigung, dem Beispiel ihrer Nachbarn hoch im Tal zu folgen.

Wir waren fast zwei Stunden bergauf einem kleinen Pfad gefolgt und hatten schon zum dritten Mal den kleinen Fluss durchwatet, als wir am Wasserfall das Knotenseil vorfanden, das uns aufwärts zu den Häusern führen sollte. „Nicht rufen", hatte uns eine junge Frau in einer Tischlerei uns auf den Weg gegeben und dabei kaum von ihrer Arbeit aufgeschaut. „Bonnys Baby schläft."

Wir hatten uns gewünscht, dass Bonny keinen Schreck bekäme, wenn unerwarteter Besuch an ihrer Schwelle stände. Sie bat uns ohne Überraschung, einzutreten, obwohl Gäste eine große Seltenheit in dieser Abgeschiedenheit bedeuteten.

Wenn du eine Wohnung in Hawaii betrittst, dann lässt du deine Schuhe vor der Tür. Bei Menschen wie Claude und Bonny findest du ganz sicher schöne Steine. Nimm einen in die Hände, spüre seine Kraft, die in dich überströmt. Das ist eine schöne Art des Kennenlernens. Wir waren froh, dass wir an diesem Tag ein frisches schwarzes Brot aus einem Naturel Foot Store im Rucksack hatten. Wir überreichten es als Gastgeschenk. Bonny nahm es lachend an und dankte: „Wir backen hier bei uns auch eigenes Brot, kommt mit und schaut Euch die Gemeinschaftsküche an."

Erst allmählich sahen wir in der Plantage sechs bis sieben Häuser, sauber aus Holz gebaut und nach Art der Insel auf erhöhtem Fundament. Claude, ein Professor aus den Staaten, führte uns herum. Sonnenkollektoren lieferten den Strom für Hausrat und Werkstatt, auch ein Generator war für schwere Maschinen manchmal in Betrieb. Tische, Bänke und Regale schienen für die Ewigkeit gebaut. Bücher, Kassetten, Fernsehapparate verrieten, dass auch hier der Anschluss an die Zivilisation nicht völlig unterbrochen war. Dennoch war auf Schritt und Tritt die klösterliche Selbstbescheidung spürbar, die das Leben in der großen Abgeschiedenheit erforderte.

Mit der Machete schlug uns Claude die schönste Kokosnuss vom Baum. Wir tranken durstig ihre Milch und löffelten das Fleisch mit gutem Appetit. Bonny erzählte, dass sie vor vier Jahren nach Hawaii gekommen war, um im Meerwasser unter spielenden Delphinen ihr erstes Kind zur Welt zu bringen. In das reine, unverdorbene Bewusstsein ihres Babys sollte nicht die Menschensprache als erste Botschaft eines unbeschriebenen Lebens eingetragen werden.

„Wisst Ihr, dass Delphine ihre eigene Sprache haben für Geburt und Liebe, Spielen, Essen, Jagd, Gefahr? Könnt Ihr ermessen, dass die Botschaft der Delphine einem neuen Leben vielleicht ungeahnte Wege öffnet, die uns als Menschen für gewöhnlich schon verschlossen sind?“

Bonny blickte traurig. Sie hatte dafür willig die Ersparnisse geopfert, war jedoch auf einen schäbigen Betrug hereingefallen. Was als ein neuer Weg in eine bessere Welt für ihr noch ungeborenes Kind begonnen hatte, endete in einer Katastrophe. Nur durch ein Wunder war die junge Frau bei ihrer ersten Mutterschaft dem Tod entronnen. Sie hatte Claude und die Kommune gefunden und damit auch den Mut zu einem zweiten Kind, das sie ohne Klinikhilfe in der häuslichen Umgebung auf die Welt zu bringen wagte.

Vier Kinder lebten hier inzwischen fröhlich unter sechs Erwachsenen. „Wir haben uns bisher mit allem selbst geholfen“, betonte Claude nicht ohne Stolz. Richtig krank war bisher keiner. Kleinere Beschwernisse behandeln wir mit Kräutern, Fasten, Meditieren.“

Wir fragten nach der Schule für die Kinder. „Weißt Ihr nicht, dass wir jetzt in Amerika das Recht der Hauserziehung haben? Wir unterrichten unsere Kinder selbst. Sie begleiten uns auch, wenn wir mit dem Jeep zu weit entfernten Nachbarn fahren oder in die Stadt. Dann können sie mit anderen Kindern spielen.“ Claude strich seinem Töchterlein die blonden Engelslocken, das Mädchen hüpfte aufgeregt von einem Bein aufs andere. Wir sollten unbedingt am nächsten Tag zu ihrer großen Kinderparty kommen. Morgen würde sie schon vier!

Claude führte uns auf einem Holzweg zu Jay Hersker, dem Gründer der Kommune. Jay lebte immer noch unter dem gleichen seitlich offenen Zeltdach wie vor zehn Jahren, als er das Tal entdeckt hatte. Er und Jim waren das dritte Paar in der Gemeinschaft. Jay hatte sich in dieser Zeit zum Gärtner ausgebildet, und unter seinen feingliedrigen Händen war ein Paradies entstanden. Wir ernten hier das ganze Jahr“, erklärte er bei einem Rundgang durch das Pachtland. Er hatte seine Obstkulturen aus allen südlichen Gefilden, eingeschlossen Indonesien, eingeführt. Neben Kokosnüssen und Bananen wuchsen Brotfrucht und Passionsfrucht, Atemoya, Lonnan, Lychee, Sopadilla, Sternfrucht, Sweet Chop, Cherimoya, Surinamkirschen, weiße Sapote. Daneben Avocados, Zitronen und Orangen, Papayas und Melonen. Jay bückte sich und brach uns grünen Spargel.

„Den könnt Ihr auch roh genießen wie alles andere, was wir anbauen."

Jay ernährte sich schon seit zehn Jahren nur von Rohkost. Ein Blick auf seinen sonnengebräunten nackten Körper zeigte, dass er dabei keinen Mangel litt. Im Schuppen standen sogar Hanteln, und seine durchtrainierten Muskeln zeigten kein Gramm Fett.

„Man spart sehr viel Zeit, wenn man die Speisen nicht erst kochen muss."

Nicht jeder der Gemeinde war reiner Rohköstler wie Jay, jedoch alle lebten vegetarisch. Dennoch gingen sie manchmal auf Wildschweinjagd.

„Die Tiere richten zuviel Schade an in der Plantage, wenn man sie nicht auf Abstand hält." Ernsthaft fügte Jay hinzu, die alten Hawaiianer hätten auf der Jagd die Schweine noch mit ihren Speeren abgestochen, er zöge das Gewehr vor. Erlegte Tiere werden dann begraben. Nicht nur das Obst bringt die Kommune in den Handel, auch Baum- und Pflanzenschösslinge sind sehr gefragt. Manchmal geht auch einer jobben, wenn bares Geld benötigt wird.

Da wir barfuss aus dem Haus gelaufen waren, hatten wir Mühe, Jay durch den Plantagenhain zu folgen. Es stach und pickte unsere nackten Füße ganz erbärmlich. Das war ihm nicht entgangen: „Tröstet Euch, Hawaii ist fast ein Paradies auf Erden. Nicht nur, dass es auf dieser Insel keine Schlangen und kein böses Tier gibt, es gibt auch keine einzige giftige Pflanze, keine Dornen und kein Stachelblatt, zumindest nicht, solange man nichts künstlich einführt."

Zum Abschied wurden unsere Rucksäcke mit einer Auswahl schönster Früchte vollgeladen. Schwer beladen schritten wir ins Tal zurück. Jenseits der Küstenstraße, in der kleinen Honouli-

Malo'o-Bucht, vergnügten sich die Hawaiianer beim Nachmittagsbaden in der Brandung.

Ich gebe wieder Druck auf die Pedalen. Wie anders doch die endlosen Kaffeeplantagen von Südkona im Vergleich zu jenem bunten Garten Eden von Honouli Malo'o wirken! Die Steigung auf dem Highway 11 hat etwas nachgelassen, dafür ist jetzt die Straße nach Vulcano wirklich schmal und schlängelt sich durch Koabaumbestände und Ohiowälder. Die Milliarden roter Kaffeekirschen der Plantagen sind schon abgeerntet, ein dichtes sattes Grün taucht unsere Wettkampfstrecke jetzt für 30 Kilometer in den langen Schatten der Nachmittagssonne.

Mit leisem Klicken schalte ich auf 42/18, lassen die Kette surren, richte den Rücken auf. Nach einer Weile wird die Straße deutlich breiter, die Koa- und Ohiobäume machen der weltgrößten Makademianußplantage Platz. Ich schalte kühn auf 42/16 und der Tritt bleibt trotz der leichten Steigung rund. So darf es gerne noch ein Weilchen bleiben.

Bleibt es aber nicht. Nach knappen 70 Kilometern wird das satte Grün von breiten Lavastreifen unterbrochen. Die Steigung zieht noch einmal auf 650 Höhenmeter an. Ein starker Wind zwingt mich zurück in meine tiefen Griffe.

South Point, der sturmumtoste Südzipfel der Insel, der südlichste Punkt, wenn man so will, der USA, kommt rechts in Sicht. Die Bäume dort müsst Ihr gesehen haben! Tief geduckt wie asiatische Lakaien, das Blätterdach vom Dauerdruck der Böen fast den Boden suchend. Ich tue es ihnen gleich.

Gleich hinter einem Aussichtsparkplatz wird die Straße schmal, und rasend geht es abwärts, Hundskurven fordern alles an Geschicklichkeit und Mut, es bleibt nicht für den Bruchteil von Sekunden Zeit für einen Blick auf Green Sand Beach, den kupfergrünen Sandstrand von Papakolea. Einen Moment nur zieht es wieder steil nach oben, ich klemme mich mit 40 Meilen dicht an einen Bigfoot vor mir, wir überholen auf der linken Spur einen total verbeulten Chevrolet. Der kaputte Chevy hupt entrüstet, wir scheren vor ihm ein – gerettet!

Das war schon das kleine Städtchen Na'alehu. Kopfunter geht

die Schussfahrt 20 Kilometer weiter auf und ab. Manchmal jagen sich drei Kehren nacheinander. Wie gut, dass Claudia für alle Fälle einen Gipsabdruck von meinen Schneidezähnen angefertigt hat! Mehrfach führt die Straße hart am Abbruch lang, zwanzig Meter tiefer bricht sich der Pazifik an der Kante.

Rot markierte Stäbe säumen rechts den Straßenrand, ein Schild daneben informiert: „Wenn Wasser Rot erreicht, Straße nicht passierbar."

Als sich hier vor 120 Jahren die beiden Nachbarvulkane Mauna Loa und Kilauhea zu einer Höllenhochzeit verbündeten, hat der Kampf des Feuers mit dem Ozean die Große Insel fast zerrissen, und die Flut ist kilometerweit ins Land gespült. Heute bleibt die Fahrbahn trocken, ich schüre nur den Dampf im eigenen Kessel – nach einem kleinen Zwischensprint bleibt Wakatsuki, der letzte Weggefährte dieses Tages, hinter uns.

Ich bemühe mich, den Abstand zu vergrößern. Diese Gegend ist mir nicht geheuer. Wenn Wakatsuki trödelt, ist das seine Sache. Wahrscheinlich konnte er das Schild in Englisch gar nicht lesen. Wahrscheinlich hat er nie davon gehört, dass die Regierung ein Geothermalkraftwerk auf dem Kilauea plant, das heißen Dampf in Strom verwandelt. Aufgebrachte Anhänger der alten Götter warten ständig, dass es hier bald wieder kracht.

„Bohrt nicht nach der heißen Luft, die Göttin des Vulkans ist jetzt schon wütend", sagt Lehua Lopez vom Verein „Schützt Pele". „Der Vulkan ist für uns Peles Körper. Wenn Bohrlöcher in den Vulkan getrieben werden, ist das so, als wenn man Peles Leib durchbohrt. Nach der geheimen Lehre der Kahunas, der Priester aus der vorchristlichen Zeit Hawaiis, ist alles auf der Welt beseelt, kein Ding, kein Stein ist tot. Das Mana waltet überall, und es verbindet alle Wesen. Wer in Frieden leben will, muss die Versöhnung mit der Erde suchen.

Wakatsuki schert das alles nicht. Ich sehe ihn ganz klein in meinem Spiegel, bis ihn ein Hügel schließlich ganz verschluckt. An der Kreuzung nach Ninolae geht die Jagd zu Ende, und ich schalte etwas höher, ehe ich im schnellen Tritt den letzten Schwung zu nutzen suche.

Die Abwechslung nach langem Wiegetritt hat gut getan. Mit frischer Kraft will nun im Wiegetritt die zweite nicht mehr endende Etappensteigung angegangen sein. Ich werfe einen letzten, langen Blick auf Black Sands Beach. Bei Punalu'u zeigt die Straßentafel noch 50 Kilometer bis Volcano-Nationalpark, unserem Tagesziel. Noch vierzehnhundert Höhenmeter sind zu überwinden.

Vorbei die letzten Siedlungen, ganz selten noch ein flaches Haus. Es wird einsam, es wird kühl. Weiter als bis hier bin ich im Training nie gekommen. Da kochte mir vor Hitze fast das Hirn im Helm. Beide großen Flaschen waren leer. Ich bat in einem Bungalow um Wasser. Eine junge Frau beschämte mich mit einem eisgekühlten Krug voll Regenwasser. Ich nahm alles, trank und füllte beiden Flaschen wie im Rausch – ein köstliches Getränk aus hunderttausend Orchideenkelchen!

Vergeblich sucht mein Blick nach diesem Haus und seiner Hüterin, erst jetzt weiß ich den wahren Wert des himmlischen Geschenkes zu ermessen. Ich bin den Menschen dieser Insel in grenzenloser Dankbarkeit verpflichtet.

Als ich die Etappe dieses ersten Tages vor acht Tagen mit dem Rad bestreiten wollte, bin ich nur 125 Kilometer weit gekommen. Wasser hatte ich zwar unterwegs noch mal erhalten, aber meine Essvorräte waren gänzlich aufgebraucht. Der Energieverbrauch ist durch das ständige Bergauf gewaltig, ich hatte mich total verschätzt. Zum Schlug ging gar nichts mehr, selbst die kleinste Steigung hätte mich gezwungen, abzusteigen und zu schieben.

Im Volcano-Nationalpark wirst du von der Einsamkeit begleitet. Am Rand der Straße endet auch die Zivilisation. Kein Kiosk, keine Siedlung, nicht einmal die kleinste handbetriebene Tankstation, die den Pkw-Nomaden in den USA sonst bis in die entlegendste Region des Kontinents verfolgt, wird hier von der Natur geduldet. Die letzte Spur, die Menschen hinterließen, stammt von den nackten Füßen eines 1790 durch Kamehameha in die Flucht geschlagenen Feindesheeres, das auf dem Mauna-Iki-Trail von einem Lavaausbruch überrascht in sein Verderben stürzte.

Noch heute sind die Fußabdrücke auf dem Footprint-Trail am Hang des Iki-Kilauea zu bewundern.

Brandheiß drückt die Botschaft der barbarischen Epoche ihre nackten Stempel in den Pass der Neuzeit. Man versucht mit allen Mitteln, diese Abdrücke zu konservieren. Manche sind sogar mit Glas geschützt. In meiner höchst empfänglichen Verfassung riefen sie die zitternde Erregung wach, die Robinson nach langer Südsee-Einsamkeit bei der Entdeckung der von einem Wilden namens Freitag hinterlassenen Spuren auf dem Sandstrand spürte.

Freitag war dem Kannibaleneintopf damals gerade noch entkommen. Eine zweite Chance hätte er bei meinem Hunger nicht gehabt, wenn er mir vor acht Tagen in die Hänge gefallen wäre. Aber nicht mal Kekse oder Schokoladenriegel gab es. Ich hätte vor Verzweiflung selbst ein angebissenes Sandwich von der Straße abgekratzt, aber wenn es hier zu irgendeiner Zeit Genießbares gegeben haben sollte, waren andere Tiere mir zuvorgekommen.

Ich musste meinen Hunger zügeln. Ich hatte mich auf eine Lavamauer seitlich von der Straße hingesetzt, die noch warm von der Nachmittagssonne war. Dann hatte ich gewartet, bis mich Claudia, wie vereinbart, mit dem Auto holen kam.

Das biologische Gedächtnis unseres Organismus ist exakt und unbestechlich. Ich kann mich gut erinnern an die Stelle, wo ich eine Stunde lag gesessen habe, bis das Auto kam. Leider lässt sich auch das Tier in mir nicht täuschen. Prompt verlässt auch heute mich am gleichen Punkt die Kraft. Langsam, aber unerbittlich schiebt der Weg sich vor mir in die Höhe. Die letzten 20 Kilometer folge ich ihm nur noch widerwillig. Was aber sollen erst die anderen sagen, die nach mir durch die Dunkelheit zu kämpfen haben? Sie werden noch mehr auf sich zurückgeworfen sein, wenn ihre Kräfte mit dem Tageslicht verlöschen. Die in dieser Höhe kalte Tropennacht wird ihnen alles abverlangen.

Ein Japanerteam wird in den schweren Stunden zwischen Finsternis und Frust sogar für qualvoll ungewisse Dauer einen Mann verlieren. Der Tapfere wird eine Weile an der Seite des total erschöpften Fahrers laufen, um ihm etwas Beistand in der Dunkelheit zu leisten. Nach ein paar Kilometern werden seine Beine ihren Dienst versagen und der Japaner auf dem Rad wird alleine weiterfahren. Sein Auto hat sich in der Zwischenzeit dicht an sein Hinterrad geklemmt, um ihn gegen den Verkehr zu schützen. Der Mann zu Fuß bleibt in der Nacht zurück. Er wird erst weit nach Mitternacht im Lager sein.

Am Abend kocht uns Hannes Blaschke heiße Suppe. Er nimmt am Wettkampf als Betreuer teil. Selbstlos versorgt er Peter Bourne, einen jungen Triathleten aus Kailua, und dessen blonde Sprösslinge im Krabbelalter. Ab morgen wird er Erroll McCorral-Smythe betreuen, einen Mann in meinem Alter, der allein von Neuseeland nach Hawaii gekommen ist.

Ich bin nicht der einzige, der etwas wacklig auf den Beinen ist. Aus gutem Grund hat Curtis, der Veranstalter, das Zeitlimit für diesen ersten Tag auf 14 Stunden festgesetzt. An den nächsten beiden Tagen sollen 13 Stunden dann die Grenze sein. Aber Curtis und die Helferschar sind sehr geduldig. Als Ogura, der den Helfer unterwegs verloren hat, im Lager eintrifft, ist es zwei Minuten nach dem Limit. Dabei ist er längst noch nicht der Letzte. Rosanna aus Neuseeland, die dritte Frau beim Ultraman, trifft erst nach 14,28 Stunden ein. Und nach 14,50 Stunden ist dann schließlich auch der Allerletzte da, der 59 Jahre alte Thomasu Mori aus Tokio. Curtis nimmt sie alle in die Arme, aber keinen aus dem Rennen.

Ich bin jetzt auf Platz 19. Die letzten 20 Kilometer habe ich mich durchgebissen und das Etappenziel nach 11,15 Stunden wirklich noch vor Dunkelheit erreicht. Die schlimmste Prüfung ist bestanden, der Radcomputer nennt mir einen Tagesschnitt von knappen 23 Stundenkilometern. Der Radkurs des fünf Wochen vorher ausgetragenen Ironman ist fast ein Kinderspiel dagegen. Selbst ein Star wie Scott Molina hat vor vier Jahren mühsam sechs Stunden in die Strecke investiert, bevor er diesen Ultraman im Siegerkranz verließ.

Nicht nur die Triathleten sind erschöpft. Meine kleine Helferin Elizabeth, die Tochter unserer Ultramom Jane Bockus, hat sich rückwärts in den Kofferraum vom Auto ihrer Eltern fallen lassen wie ein Bündel Stoff und ist auf der Stelle zwischen aufgerollten Absperrseilen, Tüten und Plakaten eingeschlafen. Es ist für alle höchste Zeit, ein Bett zu finden. Vielen steht der Sinn am Ende dieses langen Tages nach Wärme und Geborgenheit.

Wer ein gemeinsames Beisammensein erhoffte, wird enttäuscht. Erstmals gibt es kein Gemeinschaftslager mehr, jeder hatte fürs eigene Quartier zu sorgen. So bleibt kaum Zeit für gegenseitige Begegnungen. So schnell es geht, strebt jeder seiner Unterkunft entgegen, um Kraft zu tanken für den zweiten Tag. 278 Fahrradkilometer warten auf die Starter.

An der Spitze ist es eng geworden. Nur knapp zwölf Minuten liegen zwischen Woody Woodruff, Froschmann der US-Navy, und Gary Shields, Bootsbauer aus Big Island, der in Bestform kämpft. An dritter Stelle liegt Joe Donatucci, der die Strecke und sein eigenes Können gleichfalls kennt. Man darf viel von ihm erwarten. Joe hat ein Superteam an seiner Seite. Alle tragen einheitlich die rote Farbe ihres Sponsors – eine heiße Mannschaft, die die Hoffnungen des Helden, dem sie helfen, ständig neue Nahrung gibt. Selbst die beiden kleinen Söhne Joes, die immer freundlich wie die wohlerzogenen Japaner lächeln, tragen rosa Hemdchen.

Auch die Frauenfavoritin Ardis Bow ist noch vor mir ins Ziel gekommen. Ich hoffe zuversichtlich, dass ich morgen mehr Gesellschaft habe. Ich wende mich zum Gehen. Und erstarre. Glutäugig, schwarz, gelassen schaut mir die Schwester Peles ins Gesicht.

„Hallo, ich bin Kilauea, weißt du – wie unser Vulkan."

Es trifft mich wie ein Schuss. Jetzt weiß ich, was der Unbekannte von der linken Schulter hinterrücks im Schilde führte. Warum er wie ein treuer Hund vorausgeeilt ist – nur um aus Kilaueas Augen über mich hinwegzusehen. Wir umarmen uns. Für Sekunden schlägt das Herz Hawaiis mit mir im Takt. Ich sage ihr seit langem aufgesparte Worte, die meine Dankbarkeit diktiert.

Kilauea hat uns noch im letzten Augenblick vor unserem Abflug aus Berlin die Unterkunft verschafft. Sie sitzt im Managementbüro der Iromangesellschaft. Valerie Silk, der blonde Boss des Unternehmens, ist mit ihr zusammen unterwegs. Die beiden Queens des Ironman betreuen Woody, unseren Champion. Sie sind ein Geschwisterpaar aus Tag und Nacht.

IV.

Makia

Energy flows where attention goes. (Huna)

Der Krieger zieht sich für eine Weile zurück, wenn er auf Widrigkeiten stößt, mit denen er nicht umzugehen weiß. Er beschäftigt sich mit etwas anderem.

Castaneda

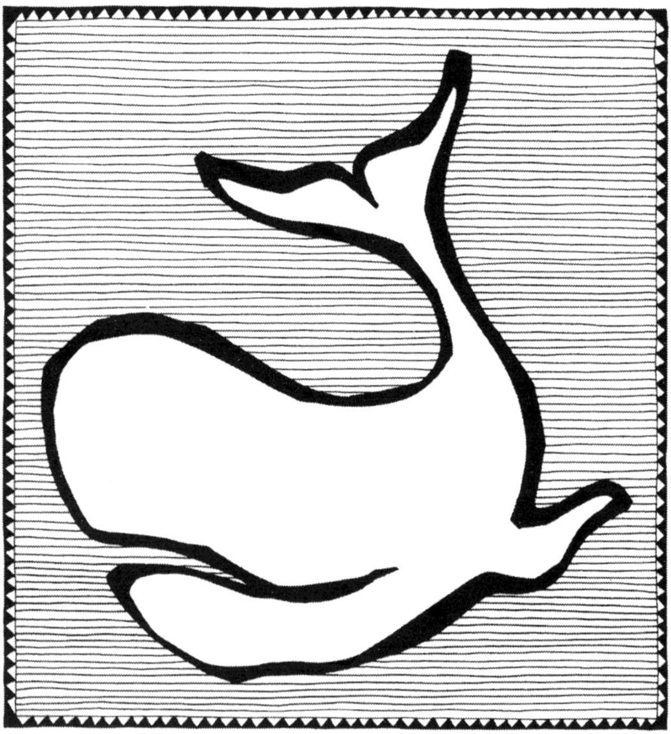

Ja, das Hotelgemach in Hilo, wo wir schlafen.

Ja, die laute Frauenstimme nebenan.

Ja, der Regen, der seit Stunden an die Scheiben trommelt.

Ja, das Durcheinander in der Stube.

Ja, der Schmerz in meinen Armen.

Ja, der Rücken ...

Zwei Tage noch. Ein Tag schon nicht mehr. Ja, die Tage. Bei einem Mehrtagswettkampf fängt der nächste Tag am Abend vorher an. Schlafen ist die vierte Disziplin. Ich habe viele Male in den letzten Jahren den Versuch gemacht, in mein Training auch ein Antistreßprogramm zu übernehmen. Leider nicht konsequent genug. Schlaf lässt sich nicht erzwingen. Ich versuche es mit der Bejahungstechnik. Eine Übung, die ich öfter praktiziere, um das Leben leicht zu machen.

Ja, die Klamotten, die in dieser feuchten Nacht nicht trocknen wollen. Ja, das kalte Essen, das wir spät hinunterwürgten. Ja, die laute Frauenstimme nebenan ...

Seit Stunden redet die Betrunkene auf einen Mann ein, der kaum antwortet. Na gut, ich schlafe also nicht. Ich warte einfach auf den Morgen. So wie gestern. Ob wohl der Regen aufhört? Seit unserer Ankunft pladdert es ins Schwimmbassin und auf die Blätter des bepflanzten Atriums. Hilo und der größte Teil der Strecke, die wir morgen fahren, liegt im Luv der Großen Insel. Der ewige Passat bringt häufig Regen. Jedes Eiland von Hawaii hat eine Seite, die verbrannt ist, doch die ist erst übermorgen dran, beim Laufen.

Dies ist kein Triathlon. Dies ist ein Unikum. Das Monster mit dem menschlichen Gesicht. Mein Weißer Wal, dem ich drei Meere weit gefolgt bin. Mein Moby Dick, der mich die halbe Welt umrunden ließ. Über Atlantik, Arktik und Pazifik flogen wir der Sonne nach, um das Ziel am Rand der Datumsgrenze zu erreichen.

In den vielen Jahren, die ich meinem Traum gefolgt bin, hat es meine Phantasie nicht losgelassen, dass Hawaii im Wendekreis des KREBSES liegt. Seit Ausbruch meiner Krise bin ich dem eigenen Wendekreis gefolgt, dem inneren Hawaii, das diesseits des Äquators seine räumliche Entsprechung sucht.

Ich liebe den Gedanken, dass mich der gleiche Kompass führt, der den goldenen Regenpfeifer leitet. Nur die fernen Götter wissen, welches Leitsystem der Vogel jeden Winter von Alaska bis Hawaii Nonstop 4000 Kilometer finden lässt. Wie kann er im Pazifik, der die Flächengröße unseres Mondes hat, eine Stecknadel ansteuern, die kaum größer ist als Korsika?

Mein ganzes Sein war auf den Wettkampf ausgerichtet. Ich strebe ihm entgegen wie ein Pfeil dem Ziel. Ich war der gespannte Bogen und die Sehne und die Kraft und die Erschöpfung. Und die Erschöpfung ... Die Frau von nebenan wird immer lauter.

„Ich möchte auch gern wieder mal der Held sein."

Das war Claudias Stimme. Müde steht ihr Vorwurf in der Nacht. Seit zwei Jahren hindert sie ein Schmerz am Laufen. Schlimm für einen, dem der Marathon der Mittelpunkt des Lebens war. Sie hilft mir. Ich kann ihr nicht helfen. Wir finden nicht den Knoten, den man lösen müsste ...

War eine Lösung nicht zum Greifen nahe? Wir waren auf Kauai, doch die Gedanken kreisten nur um Niihau, die kleinste, westlichste der bewohnten Inseln. Die letzten echten Hawaiianer leben dort nach alter Tradition auf einem Territorium, das sich im Volksentscheid der Einverleibung in die USA entzog.

Es sind nur noch 180 Menschen, die auf dem wasserarmen Fleckchen Erde ohne Strom und Technik ein Leben voller Kargheit und Genügsamkeit bestreiten. Sie leben dort aus freiem Willen, doch es werden immer weniger. Die Insel ist Privatbesitz und neuer Zugang nicht gestattet. Kein Außenstehender darf seinen Fuß auf das „Verbotene Eiland" setzen. Die Insulaner haben in den letzten 100 Jahren nur noch unter sich geheiratet, die Gefahr der Inzucht ist zu groß für weitere Vermählungen. Wer einen Partner sucht, verlässt die Insel und darf nie zurück.

In 25 Jahren wird es keine Menschen mehr auf Niihau geben. (Im Jahr 2009 waren es erstaunlicherweise noch immer 130. Der Verfasser.) Die älteste der heute noch bewohnten Inseln ist auf dem Weg zurück ins Meer, dem alle der vulkangeborenen Gestade einst entsprungen sind. Niihau ist ein Märchen, ein gewaltiger Magnet. Wenn Niihau nicht mehr ist, verliert Hawaii die Taue, die es mit der alten Zeit verbindet. Niihau ist der Anker, der die Inseln festmacht im geheimen Untergrund ihrer Hunareligion. Die Menschen dieser Insel sind zutiefst von ihrer Heilkraft überzeugt.

Niihaus Frauen leben für die „pupus", winzige Muscheln in den schönsten Färbungen der Welt, wie man sie einzig an den klaren Ufern dieser Insel findet. Ihre Hände schaffen daraus in unendlicher Geduld den Kettenschmuck, der unter Kennern wegen ihrer Seltenheit den Wert von Gold und Perlen übertrifft. Jahre vergehen, ehe größere Geschmeide zur Vollkommenheit gereift sind. Die Niihauanerinnen kommen selten nach Kauai, wo sie einem Händler die Kleinodien anvertrauen. Wir standen tief versunken in die Pracht des auserlesenen Schmucks, ehe wir uns zögernd in der Allerheiligste des kleinen Ladens wagten.

Wir mussten lange warten. Die Besitzerin war mit unendlicher Geduld und ungeteilter Anteilnahme einer armseligen Einheimischen zugewandt, die barfuss, auf dem Arm ein Baby, vor ihr auf dem Schemel hockte. Wir nutzten die zerstreute Muße zu einer weiteren Besichtigung der Kostbarkeiten.

„Aloha", grüßte uns die Händlerin, nachdem ihr Gast nach einer herzlichen Umarmung aufgebrochen war und vor der Tür geschickt in die von uns beiseite gestoßenen Pantoffeln schlüpfte.

„Diese Frau mit ihrem Kind kommt von der Insel Niihau", erklärte die Besitzerin. „Sie und ihre Schwestern fertigen den Schmuck, den Sie in meinem Laden finden. Sie haben damals unter alle Auslagen und sogar unter den Teppichboden des Geschäftes Tiblätter gelegt, die ihnen heilig sind. Sie glauben an die Heilkraft ihrer Hände. Treffen sie Kranke oder Menschen mit Gebrechen, wollen sie sofort den Magnetismus ihres Mana wirksam werden lassen."

Ich war elektrisiert. Du findest, was du suchst! Noch vor Minuten hätte ich ein Königreich dafür gegeben, nur einen Augenblick auf diese nahe und dennoch unerreichbar ferne Insel zu gelangen, um mit ihren Einwohnern zu sprechen. Kein verrückter Trick ist ausgelassen worden zur Erreichung dieses Ziels, selbst eine U Bootlandung nicht. Jetzt war die seltene

Gelegenheit vertan. Wir mussten uns mit einem „Fast" zufrieden geben.

Immerhin, wir hatten sie getroffen, ihre Gegenwart stand noch im Raum und ihre Muschel-Ketten hielten wir in unseren Händen. Von den Gehängen schien ein warmes Strömen auszugehen. Dies war das richtige Geschenk für meine Tochter Lynn, die genau an jenem Tag Geburtstag feiern würde, an dem ich mein Wettkampfziel erreichen wollte ...

Ich darf nicht vergessen, anzurufen. Zwei Tage noch. Zwei Tage ...

Wir liegen schlaflos im Hotel von Hilo. Die Frau von nebenan ist immer noch nicht fertig. Ob sie wohl den Monolog der Molly Bloom übt? Natürlich habe ich das Wax von Pax im Ohr, nutzt aber nichts, die Wände sind zu dünn. Ich sollte aber trotzdem schlafen.

Schade, dass mein Jens nicht mit dabei ist. Er hat mich schon in Köln beim Ironman begleitet, und ich hätte ihn so gern in meinem Team gehabt. Die Planung ging total daneben. Der „Weiße Wal" war abgetaucht. Ich hing fast zwei Jahre in der Luft und jagte Curtis Tyler wie ein Geisterschiff. Es schien ihn nicht zu geben. Ihn, dessen Monsterwettkampf meinen Weg aus einer schweren Krise krönen sollte, hatte selbst die Krise fest im Würgegriff. Curtis ließ nichts von sich hören.

„Ich habe mich geschämt vor meinen Freunden," gestand er mir vor 14 Tagen, „ich wollte mich verstecken vor der Welt."

Viel zu spät erfuhr ich, dass der Wettkampf schon im letzten Jahr nicht stattgefunden hatte. Das war ein Schock. Captain Ahab hätte es nicht schlimmer treffen können, wenn er auf seinem Rachefeldzug durch die Welt erfahren hätte, dass Moby Dick inzwischen schlicht an Umweltgift krepiert ist.

Ahab hätte sich vor Langeweile in sein Holzbein ein Maoritotem schnitzen können, und wir wüssten nicht einmal, ob er das falsche Bein nun links trug oder rechts. Doktoranden vor! Warum verschweigt uns Melville, welches Bein der Kapitän im Kampf mit Leviathan verlor? Nicht einen Hinweis habe ich in seinem Buch gefunden. Rätselhaft für einen Autor, der so detailversessen ist wie Melville.

Ich unterstelle Ahab einfach den Verlust des linken Beines, weil ich selber links in große Schwierigkeiten kam. Bedingt durch eine schiefe Hüfte – Scheuermann – ist mein linkes Bein um mehr als einen Zentimeter kürzer als das rechte. Das linke Sprunggelenk ist demoliert.

Ich begann das Trainingsjahr mit einer chronischen Entzündung der Achillessehne, die mich drei Monate am Laufen hinderte und selbst nach einem halben Jahr noch nicht komplett verheilt war. Erst als ich meine Stützeinlagen fortwarf, verlor sich auch der Schmerz. Der Versuch, vermehrte Trainingskilometer auf das Fahrrad zu verlegen, fand seine Grenzen in der Schwäche meines rechten Knies. Wiederholte Schmerzen mahnten mich auch hier zur Vorsicht.

Das Hanteltraining hatte ich dem linken Oberarm zuliebe eingestellt. Bleibt zu ergänzen, dass mein Herzvolumen klein ist, fünf Liter Lungeninhalt meine Trichterbrust erfüllen und mein Anspruch, erster deutscher Triathlet der Ultramandistanz zu sein, auf Knick-, Senk-, Spreiz- und Plattfüßen steht. Sportmedizinisch motivierend klang das Urteil aus dem Landesleistungszentrum: „Gut entwickelte aerobe Kapazität, die allerdings für überdurchschnittliche Ausdauerleistung nicht ausreicht."

Na Prost!

Dennoch – der Dollar fiel, die Trainingsmoral stieg. Nur auf die beiden Radunfälle im August hätte ich verzichten können. Einmal dachte ich, mich rammt ein Wal, als mich ein Pkw beim Überholen aus dem Sattel hob, dann wieder war ich einer Rechtsabbiegerin im Weg.

Du findest, was du suchst? Ich war gerade auf der Suche nach der Reiseagentur, wo ich meinen Flug ins Ungewisse buchen wollte. Nach 350 Trainingstagen, 15 Briefen und zehn Ferngesprächen nach Hawaii war weiter völlig offen, ob es den Ultraman in diesem Jahr nun geben würde.

Ich glaube fast, ich habe ihn herbeigebetet. Die Entscheidung fiel zwölf Tage vor meinem Abflug. Gerade noch zeitgerecht für einen pressereifen Abschied durch den Landesvater. Diepgen spielte mit, und erstmals wurden durch das Amtszimmer im Rathaus Schöneberg vor erwartungsvollen Fotografen zwei Radrennrunden eingelegt. Dabei verfehlte Diepgen eine Glasvitrine nur um Millimeter, die Fotografen sprangen fast im Sechseck, um sich und ihre teuren Kameras zu retten.

Ich hätte notfalls meinen Ultraman allein bestritten, getreu dem Motto, dass Dabeisein alles ist. Aber weder wollte ich den Wettkampf scheuen noch ihn suchen. Ich zielte jetzt bereits auf mehr. Auf dem Kuckucksweg ins zweite Leben fand ich Castaneda und die Spur der Hawaiianischen Ka-Hunas, der „Hüter der geheimen großen Tiefe." Die Vertreibung aus dem Paradies fand in Hawaii erst gestern statt. Auch heute steht der Schleichpfad in die vorchristliche Überlieferung, zur Weisheit von der Heilung und der Harmonie, noch jedem Menschen offen, wie mir die Kahunapriesterin Nana Veary versicherte.

Als ich, verlassen und verletzt, die Hoffnung auf den Ultraman begraben wollte, fand ich den „Huna-Man". Ultraman ist ohnehin der falsche Titel. Man sollte ihn getrost den Rambos überlassen. Es sind keineswegs die reinen Kampfmaschinen, die sich von dem Wettkampf angezogen fühlen. Seine Schöpfer nennen ihn „ein Werk der Liebe."

„Ja, es ist das Prinzip der Liebe, " beteuert Curtis jedem Zweifler, „das unserer Veranstaltung zugrunde liegt." Er gab uns 40 Stunden Zeit, die Wahrheit seiner Worte zu ergründen.

0.58 Uhr. In drei Stunden wird geweckt. Eben ist Axel aus dem Nachbarzimmer in den Hof getreten, um mit Donnerstimme „Ruhe" in die Nacht zu brüllen. Das Krachen seiner Tür verleiht dem Notschrei Nachdruck. Axel ist Berliner Fernsehmann und extra nach Hawaii gekommen, um den Ultraman für seinen Sender aufzunehmen.

4 Uhr früh. Wir füllen alle Wasserflaschen und das Auto für die Rückfahrt an den Start. In Hilos „Pancakehouse" herrscht Hochbetrieb: Fernfahrer und ein Drittel unseres nervösen Starterfeldes warten auf ihr Frühstück. Axel kriegt ein Rührei und Claudia ihr Quarkomelett, nur meine Pancakes lassen auf sich warten.

Als sie nach einer halben Stunde doch noch kommen, grabsche ich sie pfannenheiß mit bloßen Händen und würge sie im Auto auf der Fahrt zum Wettkampfstart mit trockenem Mund hinunter. Wieder einmal scheint mein alter Alptraum wahr zu werden: Alle sind schon losgefahren und ich hetzte ihnen blöde hinterher. Ebendies ist Willy, wie er mir heute unterwegs erzählt, beim letzten Mal passiert:

„Ich erwachte 6.30 Uhr durch den Startschuss. Es blieb ehrlich nich' viel Zeit, mich auf die längste Radfahrt meines Lebens einzustellen. Ich saß nach 44 Sekunden im Sattel."

Wir schaffen es bequem, sogar der Regen ist vorbei. Zeit genug zum Reifenpumpen und zum Umziehen. Wir formieren uns zum Massenstart im Morgengrauen.

Gegen die Morgenkühle habe ich mir meine bunte Nylonjacke angezogen. Sie umflattert mich bald wie ein Banner fröhlich aufgeregter Laune, nervöser Fitness und des Tatendrangs. Heute geht es seit dem Startschuss auf den Highways 11 und 130 abwärts, jawohl, 35 Kilometer abwärts, wir rollen uns so richtig ein für unsere große Reise.

Das heißt, die anderen rollen und ich rudere, um mich von meiner bunten Jacke zu befreien, die sich wie ein Bremsfallschirm in meinem Rücken bläht. Von Wegen Lebensfreude! Ich kämpfe und ich fluche, ich winde mich wie ein Entfesselungskünstler, verrenke meine Schultern, baue beinahe einen Sturz, ehe ich die Ärmelbündchen über meine Radhandschuhe ziehen kann. Endlich fliegt das blöde Ding mit Schwung zum Straßenrand – sollen es doch die Mädchen suchen!

Mit dem Kinn am Lenker komme ich in Fahrt. Beine, Rücken, Arme, alle Muskeln spielen mit. Über tausend Höhenmeter auf das Meer hinunter trete ich den „großen Ball." Axel kommt mit seinem Fernsehteam im Jeep vorbei: „Mensch, Klasse Klaus! Wir fahren jetzt zwei Kilometer vor und filmen dich!"

Ich setze nach, und an der nächsten Ecke überhole ich Kiyoshi Kawasaki, Nr. 14. Das finden meine Fernsehfreunde toll. Sie filmen wie verrückt.

Kiyoshi ist beleidigt. Erbittert kämpft er sich an mir vorbei, es gilt, die Ehre der Nation zu retten. Leider läuft der Film nur in Berlin, dort interessiert sich niemand für Kiyoshi. Geh endlich aus dem Bild, du Bube, denke ich und greife an der nächsten Steigung noch mal an. Kiyoshi kämpft um sein Gesicht, er lässt mich nicht vorbei und koste es den Tod!

Die Vernunft gewinnt bei mir die Oberhand, ich lenke ein und lasse Axel und Kiyoshi ziehen. 250 Kilometer sind es noch – total verrückt, sich schon am Anfang zu verheizen! Ich akzeptiere die Lektion im asiatischen Benimm – attackiere nie vor offener Kamera Japaner. Kaum sind Axel und das Fernsehteam verschwunden, lässt mein kämpferischer Freund mich anstandslos passieren.

Jeder dritte Teilnehmer des Wettkampfs kommt in diesem Jahr aus Japan. Neben unseren elf Japanern fühle ich mich wie der zwölfte Samurai. Ein starkes Glücksgefühl hat mich erneut erfasst. Ich kenne ab sofort kein Schwachsein, keine Furcht und keine Zweifel. Mein Organismus hat den Vortag wie ein wohldosiertes Tackling aufgenommen, meine Kraftreserven sind seit gestern noch gewachsen.

Ich verschmelze mit dem Fahrrad und der Straße. Es fühlt sich gut an, mit der Hand beim Schalten das Metall zu spüren, die Sonne blitzt im Chrom, der Freilauf schnurrt, wenn ich eng mit hochgezogener Pedale in die Kurve gehe. Ich unterlege einen alten Zen-Begriff mit einem neuen Sinn – auf dem Sattel kein Fahrer, unter dem Sattel kein Rad.

Wir liegen anfangs etwas dichter beieinander, Windschattenfahren aber bleibt tabu. Man betrügt nicht unter 32 Freunden. Mich beflügeln die Kontakte mit den Fahrern und Begleitteams, ich fühle mich gut aufgehoben in der Herde.

Das Hinweisschild nach Hilo lassen wir links liegen, im scharfen Winkel geht es ab nach rechts. Zu zweien, dreien, weiter vorne eine vierte „Sie", stürmen wir den kleinen Ort Pahoa, genauer das moderne Duplikat davon, denn 1955 ist das Original im Lavastrom versunken. Auf dem Rückweg einer großen Schleife, die zur Kalapanaküste führt, werden wir das Örtchen noch ein zweites Mal studieren können. Jetzt bin ich zu sehr in

Eile, denn da taucht ein gelber Dress auf, der ganz unverkennbar Willys ist.

Er scherzt und plaudert neben Ardis Bow, die ganz in Rot dem Tag Paroli bietet. Ich lege noch ein bisschen zu und winke fröhlich im Vorüberfahren. „Wer ist Nummer 10?" entfährt es Ardis.

Selbst Claudia ist heimlich stolz, weil sie die gleiche Frage mehrfach hört, nachdem ich ziemlich gut zur Spitze aufgeschlossen habe. Der Außenseiter kommt auf Touren. Nach 75 Kilometern bin ich heiß.

Kalapana! Sie haben uns gewarnt, nehmt extra Reifen mit, so viel Ihr könnt. Vergesst auch Wasser und Verpflegung nicht. Ihr seid allein. Die nächsten 25 Kilometer geht es rund. Da dürfen die Betreuungsteams nicht mit, die finden erst auf einem großen Umweg wieder zu Euch. Naturschutz, streng verboten für den Kraftverkehr, versteht Ihr!

Kalapana! Überall sind die Vernichtungsspuren jüngster Lavaflüsse zu erkennen. Seit 1986 spuckt der Puu Oa hier. Die hochgelegene Saddelroad, die sie beim 4. Ultraman benutzten, wurde noch während des Wettkampfes zugeschüttet. Die Athleten nahmen ihre Räder auf die Schultern und rannten über die frisch erstarrte Lava.

Willy erzählt:

„Ich bin auf die von Lava frisch geteerte Straße zugebrettert und sah Scott Molina, den späteren Gewinner unseres 4. Ultraman, wie er versuchte, den Hindernisparcours in voller Fahrt zu nehmen. Er hatte einen Platten. Na, da habe ich mein gutes Stück getragen und bin auf den Zehenspitzen schnell an ihm vorbeigerannt."

Kokospalmen hängen ihre Wurzeln halb ins Wasser, schwarzer Lavasand wird zwischen ihren dicken Zehen durchgespült.

Ich sehe rot. Doppelt rot. Zwei Frauen – eine davon Ardis Bow – jagen scharf an mir vorüber, während ich links in eine tief zerfurchte Küstenstraße biege. Fast küsse ich den Boden, der Sturm fegt hohe Brecher über das zerklüftete Gestade, unser Pfad ist nass und rutschig.

Im Vordergrund von links die Gischt, von Ferne rechts turmhoher Wolkendampf, wo sich geschmolzene Lava kochend in das Meer ergießt. Ein schwarzer Himmel spiegelt sich im schwarzen Strand. Ein Tag in Kalapana ist der erste Tag der Schöpfung, wo der Herr das Licht vom Dunkel trennt.

Dazwischen wird es eng. Fluchtartig windet, schlängelt, bäumt sich unser Trail durch Tropenwald. Eisenholzbäume, Milo-, Mango- und Ohiostämme scheinen ihn zu schlucken. Wir mühen uns, mit schnellen Haken den Wurzeln, Ästen, Löchern, Steinen auszuweichen. Immer, wenn ich eine Hand vom Lenker kriege, wische ich die Reifen sauber. Die roten Schwestern vor mir kurbeln wie die Teufel, ich halte mit, denn lieber breche ich mir hier den Hals, als dass ich diesen Höllenpfad alleine fege.

Ardis fällt zurück, ich halte mit der zweiten Roten mit. Meine Wasserflasche fliegt im hohen Bogen aus der Halterung. Pech, mein Junge, denn jetzt hast du mindestens die nächste halbe Stunde nichts zu trinken. Und da knallt auch schon ein Reifen – diesmal Glück, es war nicht meiner.

Das Wesen vor mir flucht und springt vom Rad. Erst jetzt erkenne ich, dass es kein Mädchen, sondern Donatucci ist, die Nummer 7 aus den USA. Sein Trikot ist außerdem nicht rot, es ist ein helles Pink. Ich bin verwirrt. Als Frau gefiel mir Donatucci besser.

Soll ich dennoch halten und ihm helfen? Aber Reifenwechsel wird zu zweit nicht schneller gehen, denke ich und fahre weiter. Donatucci, du bist schuld daran, dass ich ein schlechter Mensch bin. Wärst du die Frau geblieben, die du eine halbe Stunde für mich warst, ich wäre sicher abgestiegen.

Jetzt erst wird mir klar, wie weit ich vorne bin. Wenn Ardis Bow und Donatucci hinter mir geblieben sind, kann vor mir nicht mehr sehr viel los sein. Ich liege nahe an der Spitze. Fast bekomme ich ein bisschen Angst.

Ich denke an die beiden netten Jungen Joes, die mir aus dem Auto immer freundlich winken, und ich hoffe, dass ich sie bald wieder sehe. Pech für Joe, dass ihm seine große Mannschaft hier nichts nutzt. Alle Wagen warten außerhalb des Sperrgebiets, bis wir den Naturschutzpark durchquert haben. Das professionelle Team in Pink wird sich wohl wundern, wo sein Matador geblieben ist. Pack den Stier jetzt bei den Hörnern, Joe, und lass dich nicht entmutigen.

Mein Gewissen wird gleich leichter, weil Willy auftaucht und mich einholt. Er ist also auch vorbeigefahren. Ich erzähle ihm das Pech mit meiner Wasserflasche, und er bietet mir sogleich zu Trinken an. Ich lehne dankend ab. Willy erzählt, dass Ardis Bow zum dritten Mal dabei ist, so wie er. Ardis hatte wieder großen Krach mit ihrer Mutter, die die „sportlichen Exzesse" ihrer Tochter scharf missbilligt. Dieser Streit hat sie im Training sehr belastet.

„Ich selber habe mich für diesen Wettkampf überhaupt nicht vorbereitet", plaudert Willy. „Curtis' Entscheidung kam für mich völlig unerwartet. Ich hatte ihm sogar geraten, noch ein Jahr zu warten. Aber wie sehr ich diesen Wettkampf liebe, habe ich erst mitgekriegt, als ich beim letzten Mal nicht mit dabei war. Fast jeder zweite, der heut mitmacht, ist schon mal dabei gewesen. Einige sogar bei allen fünf Ereignissen. Weißt du, wir sind eine richtige Gemeinschaft Gleichgesinnter, und die wird jährlich enger." Willy wackelt mit dem tabakblonden Zwirbelschnäuzer.

Der Ultraman als „way of life"? Genau das ist es, meint der Willy aus Idaho:

„Wenn der Ultraman nach Hause geht, dann nimmt er einen ganzen Mikrokosmos mit sich. Er lebt in Frieden mit der Erde und treibt keinen Raubbau mit den Kräften."

Willy ist der Trainer vieler weltberühmter Leute und sieht selber wie ein Filmstar aus. Du glaubst sofort, ihn aus der „Camel"-Werbung wieder zu erkennen. Der Westernfaltenwurf in seinem kantigen Profil, die wetterfeste Haut und seine wilde Lockenmähne geben seiner tiefen Stimme Nachdruck. Er nennt Dick Fosbury seinen Freund, und Stars wie Bette Midler, Margaux Hemingway, Brooke Shields oder Scot Glenn ließen sich durch ihn nicht nur in Fitness unterweisen, sondern auch von seiner Lebensweisheit inspirieren, dass man mit sich selber sanft sein soll im Training:

„Bewegung ist die Sprache deines Körpers. Dein Körper muss nicht ständig schreien, wenn er zu dir spricht."

Bequem lehnt sich der Mann aus Idaho auf seinen neuen Aerolenker, ein fortentwickeltes Modell des alten Scottgestells. „Der Erfinder von dem Ding ist auch ein alter Freund aus Idaho."

Man kann sich Willy gut auf einem Pferd vorstellen. Dabei ist er nicht der Typ, der ständig barfuss Funken schlägt. Er hat den Ironman schon 1980 mitgemacht. Das Jahr darauf ist er in Tränen aufgelöst den Aliidrive hinabgerannt und kam als 70. ins Ziel. Leute wie Willy waren es, die ab 1980 die Botschaft einer fernen Sehnsucht von der Großen Insel in das Weltall funkten, wo sie führungslos herumgegeistert ist, bis wir sie in der Alten Welt empfingen.

„Willy, du bist mein E.T!"

Willy grinst geschmeichelt.

„Weißt du, dass ich in Berlin zur gleichen Zeit wie Du in Idaho vom ‚Ironman' berichten hörte – nur mein Weg war etwas länger. Du hast ein paar Monate zum ersten Start gebraucht, ich sieben Jahre."

„Heute kämpfen alle mit gesenktem Kopf, der ‚Ironman' ist nur noch offener Krieg."

Ich gebe Willy Recht. Ich habe ähnliches empfunden, als ich in diesem Jahr zum zweiten Mal dabei war. Spitzenleistung wird mit Menschlichkeit bezahlt. Gnadenlos und grausam gegen dich und deine Gegner musst du sein, wenn du im Ironman aufs Treppchen willst. Siege gleich, zahle später. Schade nur, dass Dopingprobe für die ersten 100 noch nicht Pflicht ist. Es wächst die Zahl Bedenkenloser, die ihre Jugend für den Ruhm verheizen. Wie sagte Willy richtig – offener Krieg. Doping ist Chemotherapie für Champions. Nein, Danke! Ohne mich!

Dafür habe ich mich nicht ein Jahr geschunden. Dafür habe ich nicht 54 Wochen lang geschwitzt. Täglich fünf bis zehn Minuten Schlenzbad, Wasser 45 Grad. Bis der Körper kocht. Bis der

Körper clean war. Täglich einmal 40 Fieber. Ja, ich habe meinen Krebs gekocht! Kranke Zellen sterben ab im Fieber. Es muss nicht immer die Chemie sein. Wie ich höre, wird sogar ein Stoff des Weltkriegsgiftes Gelbkreuz in der Chemotherapie verwendet. Da ziehe ich den Kannibalenkessel vor.

Ich würde den Versuchskaninchen an der Leistungsspitze gerne sagen, dass sie die wahren Quellen unserer Kraft anzapfen sollen. „Manamana" haben das die Alten von Hawaii genannt – das ist die doppelte Vitalkraft.

Leute, nicht einmal die Oberfläche haben wir davon bisher gekratzt! Zu diesen Quellen gibt es keinen Kurzweg. Zu diesen Quellen führt nur lebenslanges Lernen. Und vor allem braucht es große Klarheit. Frei von äußerer und innerer Verstrickung musst du sein. Clean!

Gegen die Falken, die im Ironman das große Preisgeld jagen, sind wir mit unserer Dreitagesrallye bunte Falter, die der Lyrik des Bewegungsablaufs lauschen. „Wir werden diese Lyrik nötig haben, Willy!"

Willy ist zwar noch sechs Jahre jünger, aber mit 41 auch in einem Alter, wo die Champions ihre Karre längst im Keller haben. Wer den Ultraman genieße will, darf keine allzu große Eile kennen. Für gewisse Dinge musst du tun, als stünde die Unendlichkeit dir bei. Prem, unser Chinmoy-Mann, hat Recht – wir täten gut daran, auf Seelenwanderung zu bauen. So was wie die Seele braucht viel Zeit zum Reifen.

Der Kontakt mit Willy hat mich aufgeladen. Ich stürze mich mit neuem Hunger auf die Strecke, die wie ein geborstenes Brot die Dschungelgräser platt drückt. Gut, dass ich die Kartoffel bei mir habe, es ist höchste Zeit für einen Bissen. Es macht nichts, dass sich Willy Zeit lässt. Wir werden uns gewiss vor Abend wiedersehen. Nach einer knappen Stunde habe ich die 25 Kilometer Crosskurs hinter mir.

Das sind jetzt 100 Kilometer deutlich unter drei Stunden! Nach dieser angenehmen Überraschung meines Tachos kann ich mich in Ruhe meinem Spiegel widmen, den ich bei der Knüppelei am Kalapanatrail fast ebenso verloren hätte wie die Flasche.

Ein kurzer Stopp, schnell festgezurrt, und schon lässt ein Japaner mit der Nummer 30 mich am Wege stehn.

Ich bin offensichtlich nicht der einzige, dem es heute gut geht. Entrüstet setze ich der Nummer 30 nach. Erst auf der Ergebnisliste werde ich am Abend sehen, dass diese Nummer 30 Kiyoshi Wakatsuki ist, mein junger Freund von gestern Abend.

Während ich dem freundlichen Beamten Kiyoshi folge, überholt uns beide Ardis Bow. Erneut ist unser Ziel Pahoa, dessen in die frische Lava eingeschnittene Straße sich vor uns auftut wie das Rote Meer vor Moses. Am Straßenrand winkt Willys Freundin Cal mit einem Bierchen ohne Alkohol.

Nun schwenken unsere Teams und wir nach Norden, zurück durch malerische Anthurien- und Orchideengärten. Mal liegt Ardis vorne, mal Kiyoshi, manchmal ich. Kontrastreich setzen die Trikots sich zueinander in Beziehung. Ardis trägt Rot, ich heute Gelb, und der Japaner Grün.

11,10 Uhr. 150 Kilometer sind gefahren. Wir sind wieder auf dem breiten Highway 11. Der Verkehr wird lebhaft, und die Straße hat drei Spuren. Jetzt auch noch eine Ampel. Der rote und der grüne Rücken sind vor mir verschwunden, ich halte resigniert bei Gelb. Curtis hat uns für Verkehrsvergehen mit harten Zeitstrafen gedroht.

Mensch, ist das lange Rot! Ich trinke fast die halbe Flasche leer, bevor die Ampel umspringt. Die Lookpedalen klicken, Vollgas! Wo sind die Trikots in Gelb und Grün? Schon wieder Ampeln. Himmel! Bremsen, Fahrbahn nass, Gefahr! Ich stehe und verfluche die Sekunden, statt die erzwungene Muße zu genießen, die ich jetzt zum Essen habe. Kameraden, um dieses Loch zu Euch zu stopfen, werde ich zu strampeln haben.

Schreck lass nach! Was soll das Schild, das hinter Kea'au nun nach Hilo weist? Ich denke, Hilo haben wir auf unserem großen Bogen hinzu schon links liegengelassen! Ich bin total verwirrt, ich weiß nicht, wo ich bin, ich kriege plötzlich kalte Angst, dass ich den halben Tag verkehrt gefahren bin. Die Ampeln häufen sich, es kann kein Zweifel sein, ich bin in Hilo, von wo ich vor dem Morgengrauen aufgebrochen bin zum Start.

Mir bricht der Schweiß aus, und das Frühstück meldet sich zurück. Verdammtes Pancakehouse! Ich warte an der nächsten Straßenecke auf mein Team, das hinter mir im Ampelwirrwarr steckt. Die beiden Mädchen sehen mich so ratlos an, dass mir das Herz noch tiefer sinkt.

Wir trudeln mutlos weiter und erstarren: Ardis und Kiyoshi kommen uns entgegen! Mein Gesicht entgleist, ich würde gern versinken. Noch eine Straßenecke weiter, Checkpoint Hilo ist gefunden. Doch leider aus der falschen Richtung. Erstaunte Köpfe wenden sich zu uns. Axel mit dem Fernsehteam reißt schnell die Kamera herum – das ist ein Spaß!

Unsere dämlichen Gesichter werden auf dem Film verewigt. Ein Glück, die Leute von der Registrierung wissen Rat. Jane am Kontrollpunkt schickt uns nicht zurück. Eindeutig haben wir die gleiche Kilometerzahl zurückgelegt wie alle, die von vorn am Checkpoint angekommen sind.

Ich werfe einen vorwurfsvollen Blick auf Claudia, die ihn zurückwirft, denn schließlich bin ich vor ihr hergefahren. Was sie im Auto zu Eliza sagt, die ihr die Karte lesen sollte, dringt zum Glück nicht bis zu mir. In solchen Augenblicken haben Teams sich hoffnungslos verkracht. Wir werden bald darüber lachen.

Hinter uns die letzte Ampel, vor uns Highway 19, überqueren wir Wailuku River über eine breite Gitterbrücke. Durch die breiten Bodenroste können wir das Wasser schäumen sehen, das sich in die Hilobay ergießt. Das Durchfahrtsverbot für Radfahrer durften wir diesmal ignorieren. Das Wettkampfreglement sieht es so vor.

Die nächste halbe Stunde bin ich schlapp. Die Gedanken sind verheddert, und der Energiekanister hat ein Loch. Es ist, als ob ich an der steilen Hamakuaküste mit jedem Wasserfall, der über eine Klippenkante in die Südsee stürzt, ein wenig mehr von meiner Kraft verlöre.

Ich denke nur den Bach hinunter. Ich steige ab und stelle mich an einen Baum. Bei diesem Wettkampf nehme ich mir Zeit zum Pinkeln. Keine Hetzerei mit nasser Hose. Mein Blick verlässt den

Baum und wandert in die Ferne. Nur hier im Norden wird das Auge nicht von einer Nachbarinsel aufgehalten. Hier hat der Vormarsch der Hawaiiatolle jäh ein Ende. Unterhalb der steilen Küste malt die Tiefsee mit gauguinschen Pinselschlägen ihre Botschaft der Unendlichkeit an grünbewachsene Felsen – Moana ist das Wort, das ihr die Ureinwohner gaben.

Mannisdastoll! Konakaffee riecht sogar beim Pissen noch nach Konakaffee! Wie ich beifallheischend über meine Schulter schaue, kommt Willy mit gesenktem Kopf die Straße runter. Schon von weitem kann ich ihn in seiner blauen Fahrradhose und dem Trikot in Sonnenblumengelb erkennen. Er ist schnell. Es geht bergab. Willy ist mit seinem Rad verschmolzen, ist ein Kormoran, der auf den Fisch herabstößt. Lautlos setzen seine Farben perlende Akkorde in die Landschaft.

Ich winke mit der linken Hand, verstaue rechts, was wieder in die enge Hose muss und springe auf mein Rad. Die Unterbrechung hat mir gut getan. Energy return auf Hawaiianisch. Nun weiß ich wieder, wie es geht. Ich atme ein bis in die Zehen, und wenn die Luft entströmt, dann kriegt sie einen letzten Stoß. Kraftschlüssig dreht der Fuß um die Pedale, die Feder in mir drin ist neu gespannt.

Die Hamakuaküste ist ein Hammer – oder, um im Bild zu bleiben, ist die breite Seite eines Amboss, den der alte Schmied Vulkan in tausend Jahren schartig schlug. Zahllose Flüsse stürzen sich den Berg hinab und graben tiefe Schluchten in den Flankensaum des Mauna Kea. Nach 60 Wasserfällen höre ich zu zählen auf.

Riesenlaster machen mir die engen Brücken streitig, reißen im Vorüberfahren vor mir Tunnel in die Luft, in deren Sog ich meine Adrenalinschocks in Geschwindigkeit verwandle. Klinkenfahren lernt man in Berlin – Seite an Seite, oft im Kolonnentempo, mit den Pkw.

Die Laster sind haushoch mit Zuckerrohr beladen. Breitgequetschte Bündel ihrer Ladung liegen auf der Fahrbahn. Schwer liegt der süßliche Fermentgeruch des Zuckerrohrs auf der Landschaft. Zum Glück gesellt sich zu dem frischen Wind nicht auch noch Regen, der in den letzten Jahren diesen Teil der Strecke äußerst rutschig machte.

„Mir wäre Regen trotzdem lieber“, brummelt Willy. Er wirkt müde. Ich versuche, ihn mit ein paar Sprüchen aufzumuntern. „Willy, wo du bist, scheint immer Sonne. Du wirkst auf andere wie Lebensfreude pur. Und nachher im Kohalabergland bist du Willy on the Rocks.“

„Ich fürchte, dass ich diesmal alle inspiriere, nur nicht mich. Heute bin ich nicht der Willy, der ich sonst zu sein glaube.“

Willy fährt zum Straßenrand, wo ihn lächelnd Cal erwartet. Erschöpft beugt er den Kopf zu ihr ins Auto. Sie streichelt sein Gesicht.

Claudia ist zu weit vorausgefahren. Mir kriecht die Einsamkeit den Körper hoch. Aus der Zuckerrohrplantage mir zur Linken schlagen hohe Flammen. Schwarzer Qualm wälzt sich ins Land. Wenn die Felder abgeerntet sind, verbrennen sie die Halme. Das soll aus Umweltgründen bald verboten werden, doch die Farmer haben sich bisher erfolgreich gegen die Beschränkung dieser billigen Entsorgung eingesetzt.

Ein wildes Land. Ständig blickst du in den aufgerissenen Leib der Erde. Feuer, Wasser, Wind und Erde – selten prallen die vier Elemente so im Urzustand zusammen. Auf Dauer kann sich keiner dem entziehen. Wer nicht schon offen ist, hier wird er aufgerissen.

Ein Bigfoot überholt mich. Die Rhythmusbässe seiner Musicboxen hauen wie ein Biodoping in mein Blut. Ein Stück Bergab versuche ich zu folgen. Auf der offenen Ladefläche stemmt sich ein blonder Hoverwarth mit seinen Vorderpfoten ab. Seine Schnauze dicht an meiner, bellt er, bis wir beide in Ekstase unseren Rhythmus zu dem Hiphopdröhnen aus den Boxen seines Herren hämmern.

Das Tier sieht aus wie Tiny, die Hündin meiner Mutter. Ich lasse ab, erschöpft von meiner Raserei, der Bigfoot ist am Horizont verschwunden. Tiny, die treue Weggefährtin endlos vieler Trainingskilometer, ist wieder 20000 Kilometer fern von hier im kalten Herbst des Tecklenburger Landes. Hör endlich auf zu kläffen, blöde Töle, ich muss heulen.

200 Kilometer Asphaltband. Mein Team ist endlich wieder dicht voraus. Wachsam werde ich durch die pastellgetönte Portugiesensiedlung Honoka'a auf dem Highway 19 linksabiegend in das Landesinnere geleitet.

Noch einmal 30 Kilometer Steigung. In dem Moment, wo ich dem Meer den Rücken kehre, tut dieser erstmals richtig weh. Erstaunlich, dass mein scheuermanngeplagtes Kreuz so lange durchgehalten hat.

Ich hebe meinen vaselingeschmierten Hintern aus dem Sattel, einem 40 000 Kilometer eingerittenen „Brooks", und lass die Wirbel knacken. 25 Kilometer bis Waimea und kein Ende der verdammten Steigung abzusehen. Leider kenne ich die Strecke vor mir nicht. Doch ich weiß, der größte Brocken kommt erst nach Waimea: die Kohalaberge!

Lächerlich, mit jedem Gramm Gepäck zu sparen, wenn man eine Zentnerlast Erinnerung mitschleppt. Sturm, Nebel, Dauerregen, endlos steiler Anstieg – die Kohalaberge sind das Schicksal der Etappe. Hier werden dieser Tag und häufig auch der ganze Ultraman entschieden. So wie in diesem Jahr hat Woody Woodruff hier beim vorangegangenen Ultraman geführt. Er hatte 1000 Höhenmeter auf der Übersetzung 42/19 durchgestemmt, als seine Kräfte ihn verließen. Er sprang vom Rad und ließ die Kränze wechseln, was ihn fünf Minuten kostete. Am Tag darauf hat ihn Jim Freim geschlagen – mit ganzen fünf Sekunden Vorsprung.

Inzwischen ist Joe Donatuccis Mannschaftswagen wieder vorgefahren. Er selber liegt demnach nicht mehr so weit zurück. Die beiden braven Jungen lächeln freundlich, und die Madelaugen blitzen, während sie mit ihren dünnen Ärmchen winken. Das ganze rosa Team ist eine rollende Bereitschaft.

Mich beeindruckt die zur Schau gestellt Perfektion. An unserem Auto hat Claudia soeben festgestellt, dass vorn am Motor irgendwo die Flüssigkeit herausläuft. Nicht auszudenken, wenn der Wagen auf der Strecke bleibt. Ich bin bedrückt und will die Angst verdrängen, dass meine Mannschaft irgendwo in einer Werkstatt festliegt, wenn ich sie am meisten brauche.

Es kommt, wie ich befürchtet habe. Je langsamer ich werde, desto mehr tut mir der Rücken weh. Je mehr der Rücken weh tut, desto langsamer werde ich. Mein bisschen Fahrradtechnik fällt mir auseinander. Die Beine fühlen sich ausgeleiert an, das rechte Knie tut weh.

Wir bewegen uns durch die Welt der Parkerranch, ich sitze nicht mehr auf dem Rad, ich sitze auf einem Ochsen! Leider gilt die Parkerranch als größte Farm der Welt, das heißt, mein Leiden wird vor Sonnenuntergang kein Ende nehmen. Selbst meine Augen sträuben sich, die Mischung aus Milkanaland und Marlborocountry aufzunehmen – die Lider werden unter meiner Oakleybrille schmal, die Sonne senkt sich tief zum Westen.

Mein schräger, langer Schatten schwankt mir hinterher wie ein beladenes Schleppnetz: die Beine breit, der Rücken krumm, der Kopf verzweifelt pendelnd um das Gleichgewicht bemüht. Sei gegrüßt, Chamisso, der du schon vor hundert Jahren den Weg von Berlin nach Hawaii gefunden hast. Hier kommt das Gegenstück zu deinem Peter Schlemihl, der Mann, der allzu schwer an seinem großen schwarzen Schatten trug.

Es muss eine Ewigkeit vergangen sein, bis ich die fünf Meilen überwunden habe, die die Mädchen mit dem Auto vorgefahren sind. Ich schaue nicht mehr auf den Tachometer, denn die Werte, die die Nadel anzeigt, sind zu deprimierend. Vom steifen Nacken über den kaputten Rücken bis zu den verbogenen Füßen tut mir alles weh. Selbst am Hosenboden macht sich allem Anschein nach der Anfang eines Wolfs bemerkbar.

Endlich mache ich, ganz an den Straßenrand verkrochen, vor mir unseren grauen Nissan aus. Aber niemand rührt sich, keine Hand streckt sich dem abgekämpften Ultraman entgegen. Ich steige steif vom Rad und schaue in den Wagen. Claudia ist am Lenkrad eingeschlafen. Elizabeth macht einen Kurzausflug, um sich die Langeweile zu vertreiben.

„Hey, lass uns tauschen“, wecke ich mit leiser Stimme die Begleiterin. „Ich schlafe auf der Karre auch gleich ein. Hoffentlich kommt bald das richtige Gebirge. Dieses fade Aufwärtsschleichen tötet mir den Nerv.“

Ich esse kräftig. Meine Mädchen sagen besser nichts zu meinem Kampf. Selbst der verdammte Wappenbär auf meinem Rücken scheint sein eigenes Gewicht zu haben. Manchmal denke ich, die Straße müsste eigentlich schon abwärts führen, der entgegenkommende Verkehr scheint jedenfalls bergauf zu kriechen. Dennoch wird mein Tritt nicht leichter, frisst sich fest an der beschissenen Steigung, die man mit dem Auge gar nicht sieht.

Ich habe kein Gewicht mehr, mir ist schwindlig, ich bin ausgepumpt, die Arme zittern. Gleich wird es krachen und ich liege auf der Straße und ich schlafe ein, und wenn ich wieder wach bin, kennt mich keiner mehr. Ich werde auf der Stelle hundert Jahre durchgeschlafen haben wie im Märchen.

„Immerhin scheint Sonne", sage ich zu meinem Schatten. „Geh, such dir einen anderen Herren, der dich nach Hause schleppt." Ich wende mich nach hinten zu der schwarzen Schleppe, die den Schwanz einklemmt. Erschrocken sehe ich das lächelnde Gesicht zu dicht an meinem und erkenne mit Verzögerung Jim Budde, der mich, eingehüllt in eine blaue Jacke, auf der rechten Seite überholt. Erst jetzt bemerke ich, dass ich gefährlich weit zur Straßenmitte fahre. Jim Budde fährt vorbei, gefolgt von seinem Team, gefolgt von meinem Team. Die gleiche Frage, heute hundertmal gestellt:

„Brauchst du was?"

Ich brauche was. Ich will ein neues Spiel. Das alte Blatt ist ausgereizt. Ich will von meiner lieben Fee ein drittes Leben, ich will meine unverbrauchte Kraft zurück.

Aber erst mal will ich sicher durch Waimea, das wohl ein Architekt als Witz von einer Schweizer Postkarte kopiert hat. Die Mädchen fahren bis zum Stadtrand vor, wo ich ihnen alles reiche, was ich für entbehrlich halte – auch die Wasserflasche und den Spiegel. Selbst meine Jacke will ich jetzt noch nicht. Zwar ist es in der Höhe etwas kühler, aber keine Regenwolke weit und breit. Mein Herz beginnt zu klopfen. Ich fühle mich erregt. Es scheint, als hätte ich mit der symbolischen Entleerung des Trikots noch weiteren Ballast abgelegt.

V.

Manawa

Now is the moment of power (Huna)

Der Krieger lässt alles Unnötige beiseite. Er beschränkt sich immer auf das Wesentliche.

Castaneda

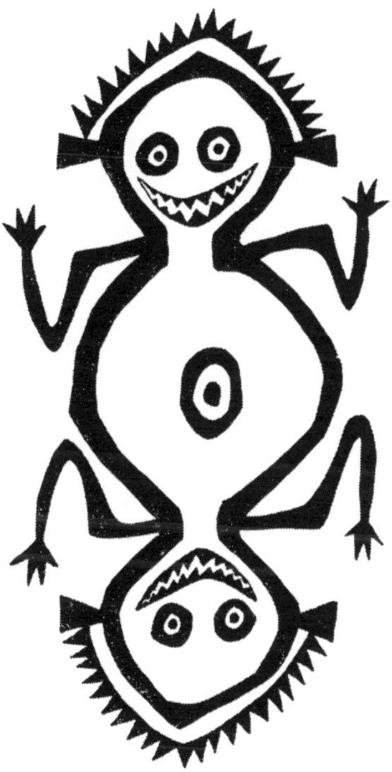

Wir sind zurück. Nun sind wir wieder da. Den Ultraman zu machen, ist so schön verrückt. Den Aliidrive, den andere laufen, schwimmst du. Die Konaküste, wo sie mit dem Rad bis Hawi fahren, läufst du. Und keiner kann das unbeschreibliche Gefühl am zweiten Tag in Worte fassen, wenn du mit dem Rennrad rechts vom Highway 19 in die schmale Serpentinenstraße biegst und der Pazifik sich dem überraschten Auge erstmals seit dem Start – und auch zum letzten Mal – auf deiner linken Seite bis nach Maui entrollt. Ihr Götter, welch ein Anblick!

Zwei Drittel dieser großen Insel liegen hinter dir. Das ist der Durchbruch, die Kohalaberge vor dir sind die Stufen zum Podest des Sieges. Welch ein Sockel von erhabenem Anspruch!

Es war jetzt etwa drei Uhr nachmittags, der Ost-West-Passat trieb schnelle, hohe Wolken vor das blasse Sonnengelb. Er kämmte durch das braungebrannte Grasfell der Kohalaflanke, Schafskoppelzäune und gebeugte Telegraphenmaste spannten ihre Drähte quer zum apa apa'a – dem steten Sturm des Bergmassivs.

Ein himmlisches Konzert von Aeolsharfen. Der in immer höheren Tönen sirrende Wind geleitet uns Kehre um Kehre die nächsten neun Kilometer auf 1200 Meter hinauf. Allein der außerirdische Gesang des Windes, der so eigentümlich meine Seele rührte, unterbricht die Stille. An Tagen wie diesen soll in den südlichen Alpen Neuseelands eine Erscheinung auftreten, die sie den Blauen Geist nennen. Ein unheimlicher, gigantischer Schatten wird vom messerscharfen Grat des Mount Ledenfeld über 3000 Meter hoch auf den Schnee geworfen.

Chip, du bist überall!

Die Mädchen waren mit dem Pkw zurückgeblieben. Claudia filmte. Mit der Sonnenbrille hatte ich von meinen Augen einen Filter fortgenommen, der meinen Blick an eine neugewonnene Wirklichkeit zurückgab. Ich sah die Welt mit frischen Augen. Ich sah den breiten, flachen Küstenstreifen von Kaweihae, tief am Fuß des Berges in Nachmittagsdunst. Der gelbmarkierte Mittelstreifen zog mich wie ein Morsezeichen meines nahen Ziels empor. Endlich wieder ehrlich steil nach oben! Keine versteckten Schleichaufstiege mehr, die so verheerend sind für die Moral.

Eine warme Kraft kam aus Gesäß und Bauch, wo einige vitale Zentren sind. Der Lenker saß mir wieder fest im Griff, und meine Beine kurbelten im Wiegetritt den letzten Höhenmetern zu. Ich hatte während des gesamten Aufstiegs kein einziges Auto bemerkt. Die Mädchen waren dicht an mich herangefahren, ich fühlte mich von ihnen gut beschirmt. Ich ließ mich in den Sattel gleiten, die Nerven bis zum Äußersten gespannt – ein Schanzenfahrer vor dem Absprung.

Ich duckte mich und presste das Gesäß zusammen. Nach vorn geneigt, gewann das Rad an Fahrt. Ich ließ die Kette über alle Kränze gleiten, auf dem kleinsten ließ ich sie verweilen. Ruhig brachte ich den Schwung des großen Blattes voll in Gang. Schnell wuchs der Abstand zu den Mädchen hinter mir. Nach der vierten Kehre löste meine Spannung sich im Rausch des freien Falls. So muss ein Vogel sich im Sturzflug fühlen.

In den Kurven nahm ich die gesamten Straßenbreite, bis die schmalen Reifen fast die linke Grasnabe erfassten, um dann nach rechts gelehnt die Schulter nahe an den Berg zu bringen. Ich steuerte nach dem Geräusch des Windes in den Ohren, nach dem Druck des Blutes in den Kapillaren meines Solarplexus und nach einem Tastsinn, der sich in die prallen Pneus hineinzustülpen schien.

Verkehr war nicht zu sehen, und ich hab ihn nicht erwartet. Das Tachometer zeigte mehrmals über 80 Stundenkilometer an. Ich war noch nie so schnell auf einer nicht gesperrten Straße.

Jetzt kriegst du alles wieder, was du heute investiert hast, jubelte die Stimme in mir. Dieser Kurs ist redlich und gerecht und ehrlich bis auf den letzten roten Heller. Ein fünfgängiges Menu, von Meisterhand serviert. Zum Hors-d'ouvre ein einstündiges leichtes Einrollen durch den Vulkanpark, zum Anheizen der knackige Crosskurs von Kapahala, für Langstreckengenießer die abwechslungsreiche Hamakuaküste, als Prüfung den Anmarsch und Aufstieg in die Kohalaberge und zum Dessert eine rauschende Abfahrt ins Ziel. 278 Kilometer, die mir im nachhinein nicht lang erschienen. Ich war stolz, auf meinem Tacho ein Stundenmittel von 29 Stundenkilometern zu finden.

Mein Schwung trug mich mühelos in einer guten halbe Stunde über die begrünte Hügelketten fort, die sich wie ein Peitschenschlag durch die Prärie des Parkerweidelandes krümmten. Ich ergab mich ganz der Raserei der hohen Trittfrequenz – 120 oder mehr Pedalumdrehungen in der Minute. Diese Achterbahn war eine Symphonie mit Paukenschlag und Blechcrescendo, die mein Rennradmaterial – liebevoll gewartet von den besten Radmechanikern Kailuas und Berlins – mit Kugellagern, Naben, Ritzeln und geölten Kettengliedern orchestrierte.

Ich ließ den Rhythmus nicht mehr reißen, lauschte mit gespanntem Eifer auf das Klicken meiner Schaltung und forcierte meinen Aufschwung bis zur nächsten Hügelkuppe, von der ich mich mit meiner stärksten Übersetzung 52:12 ins neue Abwärts schnellte, vorbei an hingehuschten Pferdekoppeln, Baumstafetten, spielzeugkleinen Rindern.

In der Tageswertung lag ich auf Platz 10 und insgesamt schon an der 12. Stelle. Es war 16,23 Uhr, als ich auf dem Zielstrich von Kapao beide Arme hochriss. Knapp vor mir war Jim Budde angekommen. Die blaue Jacke auf dem langen Ende grüßte mich aus einem Wellental erloschener Energie, das ich für heute hinter mir gelassen hatte. Es war ein herrliches Gefühl, die unbequem gewordenen Schuhe auszuziehen. Von der lagen Treterei im Stehen taten mir die Füße weh.

Das Trikot mit dem Berliner Bären schenkte ich Elizabeth, die am dritten Tag nicht mehr bei uns sein würde. Ab morgen soll uns Karl begleiten.

Es muss am zweiten Tag gewesen sein, dass wir – zaghaft zunächst – zu der Geschwisterschar zusammenwuchsen, die dann zum Schluß in unserer Ultramangemeinschaft mündete. Ardis Bow und Kaneko, der beste Kämpfer aus dem Reich der roten Sonne, hatten sich bis auf den letzten Meter duelliert. Um 15,55 Uhr brachten sie dann Vorderrad an Vorderrad die Farben der Trikots – ihr Rot und Blau – zum Ziel. Sie schenkten sich nicht einen Millimeter dieses Tages, der zweimillionensiebenhundertachtundsechzigtausend Zentimeter lang war. Doch das Fotofinish dieses Fahrerpaares, das die Gegensätze ihrer Heimatstädte Sacramento und Saitama zu einer Hochzeit zwischen Okzident und Orient vereinte, gab dem Tag symbolisch seine Weihe.

Genau so kamen mein Freund Willy und Adachi mit der Nummer 1 mit einer Wettkampfzeit von 10:26:31 Hand in Hand ins Ziel. Mit mehr als einer halben Stunde Führung hatte Woody seinen ersten Platz gepolstert, wissend, dass der Lauftag nicht sein stärkster ist. Ihm waren Gary Shields, ein Sohn der Großen Insel, und Premananda Childs gefolgt. Gary klagte über Schmerzen unterhalb des rechten Knies. Liebevoll nahm das Massageteam ihn in die Mangel. Er war am nächsten Morgen wieder fit.

Für einen anderen Spitzenfavoriten sah es schlechter aus. Erst 41 Minuten nach mir schoß Joe Donatucci durch das Ziel. Seine rosa Helferschar versucht zu trösten. Nach der ersten Panne früh in Kapahala fuhr er sich noch einen zweiten Reifen platt. Dennoch hat er unermüdlich wieder Plätze gutgemacht. Wahrscheinlich hat die harte Strecke an der Kapahalaküste auch noch seinen dritten Defekt verursacht – am Hinterrad brach eine Speiche. Zu dieser Zeit war seine Mannschaft weit voraus. Es hat ihn Kraft und Zeit gekostet, bis sein kaputtes Hinterrad gewechselt war.

Wie ein geschlagener Torero gibt er jetzt sein Rennrad aus der Hand. In seiner engen Fahrradhose und dem unifarbenen Trikot sieht er noch immer stark und stolz aus. Doch sein Blick verrät, dass er von jetzt an nur noch gegen die Entmutigung kämpft. Die beiden Knaben fassen ihn an seinen Händen, jemand aus dem Team legt Donatucci einen rosa Bademantel um die Schultern. Er sieht aus wie die Muleta, das Tuch, das einem todgeweihten Stier zum Augenblick der Wahrheit winkt. Es ist die rosa Farbe Mauis, der Insel, die uns zu den Gipfeln der Kohalaberge grüßte.

Wir alle haben im Kamehamehapark den warmen Nachmittag genossen. Die Schamanen des Massagetrupps erboten sich, uns ihre Zauberkünste anzudienen, und wir ließen sie gewähren, willig unsere Leiber auf die Pritschen ausgestreckt zum Kneten wie ein frischer Kuchenteig, der seine Hefe gehen lässt.

Freudig akzeptierte ich die Möglichkeit, Akupunktur und Akupressur zu erproben. Gezielt gesetzte Nadeln sollten die Achillessehnen und ein paar vitale Zentren aktivieren.

Ich ließ alles willig über mich ergehen, solange ich nur liegen durfte. Wohlgefühl durchströmte meinen Körper. Vor mir auf dem Rasen spielten die zwei Wickelkinder des jungen Lehrers aus Kailua, Peter Bourne, der Freund von Hannes Blaschke. Peter, gestern noch weit vorne auf dem 5. Platz, hatte heute aufgegeben. Jetzt sah er mehr erleichtert als enttäuscht aus.

Um mich herum versank die Welt, während ich entrückt dem kleinen blonden Sohn von Peter vor mir auf dem Rasen zusah, um den herum die Welt zur gleichen Zeit versunken war, während er mit fasziniertem Blick verfolgte, wie die weiße Fee mir eine Nadel nach der anderen in den Körper piekte. Dabei suchten seine kleinen Hände unentwegt die Kieselsteine um sich her zusammen, um sie, eine Handvoll nach der anderen, gelassen in die Pamperswindeln abzufüllen.

Nachts nach 22 Uhr, 13,36 Stunden nach dem Start, als wir alle längst gegangen waren, kam die kleine Lehrerin Nagako Mitsutani weinend durch die Parkeinfahrt ins Ziel geradelt. Sie war am Ende ihrer Kraft. Nur die letzten treuen Helfer haben ihren tapferen Kampf erlebt. Wir anderen schliefen schon dem neuen Tag entgegen. Es würde Sonntag, und wie immer warm und trocken sein.

6.00 Uhr: Wir haben alle noch die Nacht in den Gesichtern, aber Nagako Mitsutani lacht schon wieder. Zarte Porzellanfigürchen wie Nagako haben mir in den zwei Jahren der Vorbereitung die Zuversicht erhalten, die Strapazen eines solchen Wettkampfs gleichfalls zu überstehen. Porträts schmaläugiger Mädchengesichter, mit dem Siegeskranz des Ultraman gekrönt, das Antlitz entblößt in hemmungsloser Glückseligkeit. Gesichter wie das von Nagako.

Nagako springt und hüpft und schneidet Fratzen, schüttelt ihre Glieder und spielt Hampelmann. Sie macht sich lustig über ihre Not von gestern. Gestern ist fünf Stunden her. Sehr her, verlangt ihr Übermut, sehr her, ich habe überlebt. Der Hampelmann mit den kaputten Gliedern, heute ist er wieder heil. Haben nicht die alten Hunapriester sogar Knochenbrüche über Nacht geheilt?

Nagako freut sich ihres neuen Lebens, heute ist ihr Tag. Sie ist die leichteste von uns. Sie ist so leicht, sie ist fast nicht mehr wirklich, ihre 46 Kilo sind nur noch ein Zugeständnis an den Aberglauben von der Schwerkraft. Schneeflöckchen auf dem Weg zum Feuerofen.

Der dritte Tag des Ultraman ist völlig anders als die zwei vorangegangenen. Die Karten werden nochmals neu gemischt. Was bisher galt, gilt nun nicht mehr. Zwei Tage lang haben wir alles gegeben. Manche auch noch etwas mehr. Drei haben bisher aufgegeben. Doch einer unter ihnen, der blondes Superschwimmer Ferstel, wird dennoch heute mit uns laufen – „nur zum Spaß" – weil er seinen Weggefährten Garrels aus der gleichen Heimatstadt Los Angeles nicht so alleine durch die Lavawüste laufen lassen will.

Nur aus Spaß und strahlend wie der Himmel über seinem heimatlichen Allgäu läuft auch der alte Kämpe Hannes Blaschke den Doppelmarathon als ambulanter Helfer seines neuen Schützlings Errol McCarrol-Smythe aus Neuseeland mit. Traurig blickt dagegen Donatucci. Er ist die tragische Figur des Rennens. Seine große Hoffnung ist begraben. Aber niemals ist ihm in den Sinn gekommen, aufzugeben. Gesponsert wird er durch den Produzenten einer Fußcreme. Ob ihm das beim Laufen helfen wird?

Spannend wird es heute an der Spitze. Woody, der bis gestern eine gute halbe Stunde führte, will gewinnen. Beim letzten Ultraman war er mit fünf Sekunden Rückstand nur der Zweite. Der sechs Jahre jüngere Gary Shields, beim letzten Mal zwei Stunden hinter Woody, weiß, dass diesmal er gewinnt.

Er hat sich als einziger nicht in die Karten gucken lassen, hat auf den Ironman in diesem Jahr verzichtet und sich mit aller Kraft aufs Laufen vorbereitet. Steve Hare und Premananda Childs, die laufstark sind und ebenfalls auf ihre Chance hoffen, haben ebenso wie Woody und wie ich den Ironman im letzten Monat mitgemacht. Alle drei mit Zeiten um zehn Stunden. Alle wissen, dass der Froschmann Woody Woodruff schwach im Laufen ist. Der Champion wird gejagt.

Ich rechne mir ein Plätzchen zwischen Wakatsuki, Ardis Bow und Budde aus, dem Arzt und Ultraveteranen von der Großen Insel, der gestern knappe fünf Minuten vor mir angekommen ist. Ich habe beim Massieren lange sein Gesicht betrachtet und beschlossen, dass wir ähnlich sind. Heute früh muss ich verblüfft erkennen, dass die Ähnlichkeit sich nicht auf Budde und auf mich beschränkt.

Schlagartig wird mir klar, dass dieser Haufen Unentwegter, der sich in der Dämmerung vor Dawn'n Kohala Store in Hawi sammelt, eine einzige Familie ist. Eigentlich bemerke ich erst jetzt, dass dieser Wettkampf nicht auf mich allein beschränkt ist. Die Insel ist so groß und unsere Schar so klein – das schafft Einsamkeit, aus der Zuneigung gewachsen ist.

Zu Hause war ich jahrelang allein mit der Idee vom Ultraman. Der Ultraman gehörte mir wie die Besessenheit vom Stein dem Sisyphos. Jetzt sehe ich die anderen Gesichter, und ich treffe mich in ihnen wieder. Es werden mehr und mehr, wohin ich blicke. Wir tauschen schweigendes Verständnis miteinander aus.

Ich verhalte mich ganz still. Ein zweites Bild gewinnt an Deutlichkeit und drängt sich in das ungewisse Licht im Grenzbereich von Tag und Nacht. Diesmal liege ich im Sand der menschenleeren Kalalaubucht. Ziellos schweift der Blick umher und bleibt auf einer Strandkrabbe haften. Das Tier verharrt regungslos in der Dämmerung. Es ist zierlich, zerbrechlich, fast durchsichtig und kaum noch vom umgebenden Sand zu unterscheiden. Meine Augen gewöhnen sich an das Licht und nehmen immer mehr Strandkrabben wahr. Sie scheinen lautlos aus dem Sand zu wachsen. Hunderte, Tausende, Zehntausende.

Ich rühre mich nicht, nur mein Blick tastet über den dichter und dichter werdenden Teppich feinster Glasfigürchen, die mich aufmerksam zu belauern scheinen. Die kleinste Bewegung von mir, und sie würden wohl wieder da verschwinden, wo sie heimlich hergekommen sind – im Nichts. Fast lückenlos bedecken sie jetzt schon den Strand, den ich für leer und verlassen gehalten und noch vor wenigen Minuten überschritten hatte, ohne ihrer gewahr zu werden.

Dies ist ein anderer Strand als noch vor wenigen Minuten, dies ist eine andere Welt, in der ich mich jetzt befinde. Millionen starre Augenpaare halten mich fixiert und scheinen einen einzigen, geballten Gedanken aus dem Krabbenkosmos übermitteln zu wollen. Sie sind immer da – flink, blitzschnell, unzerstörbar – aber du siehst sie nur, wenn du sie suchst.

Ähnlich ist es mir mit meinen Wettkampfkameraden ergangen. Ich hatte sie zunächst kaum wahrgenommen. Plötzlich und unerwartet waren sie nun in ihrer Gesamtheit um mich – feingliedrig, fast durchsichtig, in stiller Schwerelosigkeit auf dem Dämmerlicht treibend und dennoch unzerbrechlich. Unverletzbar in kindlicher Unschuld wandelte unter ihnen Mika, Kindfrau und blonde Tochter des schwarzen Curtis, in ihrem langen rosa Nachthemd und ebenso langen Haaren. Ohana heißt Familie auf Hawaiianisch. Es ist das wichtigste Wort in dieser Sprache.

„Ohne Familie", sagt Curtis Tyler, „bist du tot."

Wenn Curtis vom Tod spricht, weiß er, wovon er redet. Als Soldat ist er von einer Granate zerrissen worden. Alle hielten ihn für tot. Sie flickten seinen mächtigen Körper dennoch wieder zusammen und das niedere, das mittlere und das hohe Selbst, das die Hunalehre jedem Menschen zuschreibt, bequemten sich, noch einmal in die sterbliche Hülle zurückzukehren. Im übrigen ist er ein gläubiger Christ, und die breite Narbe quer durch sein Gesicht erinnert ihn daran, dass nur dieser eine Augenblick zählt, dieser Augenblick des Hier und Jetzt – im Leben wie im Sterben.

„Das Ganze ist mehr als die Summe aller Teile", lächelt Curtis. „Der Ultraman funktioniert wie das Leben. Wir tun nichts anderes, als was wir alle Tage tun – wir erleben Freude, Frust, Lust, Angst, Stärke und Erfüllung. Wir sind ganz normale Menschen. Wir brauchen etwas, das Resonanz in unserem Innern auslöst. Wir haben zu wenig Kontakt mit den eigenen Gefühlen. Zip open, " sagt mein Riese und fährt mit der schweren Hand über die breite Brust, als ob er den Körper mit einem Reißverschluss öffnen könnte.

„Geh aus dir raus und horche auf deine Gefühle"

Das ‚Ultraman'-Shirt auf seiner Brust hebt und senkt sich mit seinem Atem. Ein rotes Dreieck markiert den Buchstaben ‚A' im Aufdruck des Hemdes. Das ‚A' ist durch ein Männchen dargestellt, das alle Glieder von sich streckt. Curtis hat das Symbol von einem Petroglyphen kopiert, einem jener rätselhaften hawaiianischen Steinzeichen, die sich auf alten Lavaflächen finden. Es symbolisiert Kraft und Stärke.

Mich erinnert das Signum an die großen Frösche der Insel Kauai, die nachts zu hunderten die Landstraße säumten. Viele wurden wie Babys auf der Fahrbahn zerquetscht. Das Symbol gefällt mir nicht. Viel passender wäre der kleine Gecko, der in allen Häusern Hawaiis über die weißgekalkten Wände huscht. Auf einem Fenster gegen das Licht sieht er ganz durchsichtig aus. Du kannst seinen Herzschlag sehen, und wenn es ein Weibchen ist, auch die Eier im Bauch.

Wir alle sind nur noch wir selbst. Dankbar für den neuen Tag, der uns geschenkt wird. Empfänglich für die Schönheit des Augenblicks, nackt und entblößt von allen Bürden das Daseins, neugeboren in Qualen und Nöten von zwei vorangegangenen Tagen und Nächten. Alles Unwesentliche ist von uns abgefallen, das stille Dehnen und Strecken der Glieder vor unserem letzten Start ist wie ein Gebet um die Gewährung jener unendlichen Geduld, derer es bedarf, um in jedem einzelnen Moment dieses Tages die unerschöpfliche Kraft in uns abzurufen, die in allen Wesen schlummert.

„Wenn du dich fortbewegst", sinniert Woody, „egal wie langsam, kommst du am Ende irgendwo an ..."

Valerie Silk massiert ihm die Schultern und lächelt.

Ich bin fassungslos, wie schnell die meisten nach dem Startschuss rennen, und Woody ist der Schnellste. Es fällt mir schwer, mich selbst zurückzuhalten und die tröstlichen Gefühle der Gemeinsamkeit zu opfern.

Claudia achtet sehr auf meine Disziplin. Neben ihr sitzt heute Carl im Auto, ein Junge aus Oahu, den wir aus der Jugendherberge gebeten haben, uns zu helfen. Wir brauchen heute einen Helfer, der laufen und auch Autofahren kann. Der Lauf ist ohne einen ständigen Betreuer an der Seite kaum zu schaffen.

Ein Schritt nach dem anderen. Die Beine fühlen sich nicht schlecht an. 424 Kilometer Rad sind fast vergessen. Ich denke nur noch den Doppelmarathon. Um mein Selbstvertrauen aufzufrischen, krame ich aus der Erinnerung hervor, dass ich schon 1980 nach der Darmsektion zwei Hundertkilometerläufe abgeschlossen habe. Als ich davon in Hawaii erzählte, haben sie gelacht.

„Vergiss am besten alles, was du von normalen Hundertkilometerläufen weißt. Dies hier ist etwas völlig anderes. Du läufst durch die Lavawüste, und die Hitze ist weit über 40 Grad. Sag deinen Helfern, dass sie höllisch auf dich achten. Wenn du auf die Fahrbahn taumelst, wirst du totgefahren."

Wir laufen auf der linken Seitenspur. Der Untergrund ist schlecht, und das wird bin zum Flugplatz von Kailua auch so bleiben. Dann sind es noch 12 Kilometer bis zum Ziel. Wer den Ironman gemacht hat, kennt die Strecke. Ich habe sie fünf Wochen vorher auf dem Rennrad absolviert. Auf dem Rennrad gibt es Fahrtwind, dennoch meint man früher oder später, dass die Hirse unterm Helm zu kochen anfängt.

Wir scheinen heute wieder Glück zu haben. Der Himmel ist bedeckt, es könnte sogar nachmittags ein bisschen Regen geben. Das wäre eine Sensation.

Damit ist das Maß des Wunders heute noch nicht voll: die ewige Wolkendecke, die den majestätischen Schneegipfel des Mauna Kea gewöhnlich bedeckt, ist heute früh als Bodennebel tief zu Füßen des Gipfels abgesunken. Die Spitzen des Vulkans und der Kohalaberge ragen prunkvoll in den Himmel – getragen wie von Wattebäuschen wirken die Konturen schwerelos und kühn geschwungen wie auf einer Pinselzeichnung des Japaners Higashiyama Kaii. Das Bild ist überwältigend, so ist es sicher nur an diesem einen Tag im Jahr zu sehen. Ich weise Axel, der mit seiner Fernsehmannschaft gerade in der Nähe ist, auf das schöne Schauspiel hin.

Von Axel höre ich, dass Woody schon weit vorne ist. Seine Gedanken eilen ihm sogar gefährlich weit voraus. Ihm kommt es, wie er in die Mikrophone sagt, nicht nur aufs Siegen an, es soll vor allem auch ein Sieg in guter Form sein.

„Es geht mir nicht allein darum zu siegen. Mir ist wichtig, wie ich siege."

Hart auf Woodys Fersen folgt ein Mann, der alle Welt in Staunen setzt; der 50 Jahre alte Gerry van de Wint aus Kanada, dem wiederum der 20 Jahre jüngere Steve Hare nachsetzt, Besitzer eines Fitness-Centers in den USA. Gary Shields hält sich klug zurück und läuft am Anfang so wie ich um sechs Minuten für den Kilometer, selbst bergab. Auch Premananda Childs läuft langsam warm und überholt mich erst bei Kilometer 9. Im wilden Auf und Ab geht es hinunter zur Kohalaküste. Auf dem Rad sind solche Strecken rollender Hügelketten selten ein Problem. Der Schwung der Abfahrt trägt meist mühelos den nächsten Hang hinauf. Zu Fuß nimmt sich das anders aus.

Man darf beim Laufen nicht den Fehler machen, die bekannte Strecke mit den Dimensionen einer Radfahrt zu vergleichen. Was zählt, ist einzig und allein der nächste Schritt. Als Läufer werde ich den Kurs zum ersten Mal entdecken. Ich konzentriere mich auf meine Kraft, Koordinierung der Bewegung und den Atemrhythmus. Alles ist neu, auch ich bin neu, die letzten Tage dürfen nicht gewesen sein. Manawa – gib dich hin und werde.

Steil geht es abwärts zur Zementfabrik. So zumindest hat der staubbedeckte graue Kasten mit den hässlich hohen Schornsteinröhren sich in meiner Phantasie verewigt. Früher gab es hier auch eine Zuckermühle. Von dieser Hieroglyphe der Betonzeit zieht es mich schnell fort nach Lapakahi. Lapakahi wartet schon auf mich.

Das alte Fischerdorf stammt aus dem 13. Jahrhundert. Mehr als zehntausend Ironmänner werden es inzwischen sein, die achtlos an dem historischen Statepark vorbeigeprescht sind. Man sieht ihn auch vom Highway 19 nicht. Dabei liegt die Stätte nur wenige Meter vom endlosen Teerband entfernt, das sich durch die Lavawüste zieht. Archäologen haben sie in jahrelanger Kleinarbeit aus dem Boden gegraben und teilweise rekonstruiert. Jeder Stein, den du siehst, ist satt von Jahrhunderten Menschheitsgeschichte, jedes altersgegerbte Stück Holz voll gesogen mit Schweiß, Tränen und Gelächter derer, die hier arbeiteten und feierten.

Was ist so gegenwärtig zwischen den verlassenen Häusern, dass du es körperlich spürst? Wer beobachtet dich, wenn du hindurchgehst? Wie kommt es, dass das unablässige Klatschen der Brandung gegen die wellenbrechenden Korallen den Gesang der Fischer und das Stampfen der Poi- und Kapazubereitung erwidert?

Finde einen schattigen Felsen und ruhe dich aus. Schließe die Augen und denke an die Form der Steine. Lass die alten Mauern des Dorfes wiedererstehen. Etwas wird gegenwärtig – du beginnst, nach Dingen zu suchen, die sind, auch wenn sie unsichtbar bleiben.

Beim Betrachten der ausgehöhlten Steine, in denen sie Salz gewonnen haben, spürst du, wie Gleichmaß und Geduld über Jahrhunderte das Leben bestimmten. Seewasser wurde in die Steinschalen geschöpft, um in der Sonne zu verdunsten. Je dicker die Salzlösung, je kleiner die Schalen, in die man sie umgoss. Du kannst das Salz noch immer schmecken, wenn du die Hand in die Schalen tust.

Das kostbare Endprodukt war begehrt als Konservierungsmittel und Handelsobjekt. Die Beute eines guten Fangtages im Meer wurde damit haltbar gemacht. Beim Verlassen des Dorfes kommst du an einem Opferstein für Ku'ula, den Gott des Fischens, vorbei. Wie andere vor uns haben wir einen Penny hineingelegt.

Zwei Stunden nach dem Start klebt mir das Salz in weißen Krusten auf dem Körper. Es geht noch immer auf und ab. Auf der nächsten Hügelkuppe vor mir ist der breite Rücken von Ken Shirk zu sehen. Man kennt den nahezu zwei Meter großen Zimmermann als „Cowman" mit dem Büffelhelm aus allen Ironmanveranstaltungen.

Bergab prescht er mit Siebenmeilenstsiefeln, aufwärts wandert er gemessenen Schrittes. Dass dieser Riese Vegetarier ist, erfuhren wir vor einer Woche, als wir ihm mit einem großen Einkaufswagen voller Grünzeug, Joghurt, Obst und Wasser trafen.

„Der Mensch ist, was er isst", zitierte er auf Deutsch. „I'm a tomato!"

Er ist ein gutmütiger Pan, der gern den Agitator spielt. Als Berufsangabe hat er in den Fragebogen „People Mover" eingetragen. Den Titel „Cowman" hat er angenommen, damit das USA-Idol des Cowboys endlich mal erwachsen wird. Wahrscheinlicher ist noch, dass er die elitären Kuhjungs von der Parkerranch verspotten wollte. Cowman ist der gute Hirtenhund in jedem Wettkampf, der wachsam seiner Herde folgt. Es ist beruhigend zu wissen, dass ein so populärer Mann wie er noch hinter einem folgt.

Ich erkenne Cowman schon von weitem, obwohl er dieses Jahr auf seinen Hörnerschmuck verzichtet hat. Das rote Stirnband um die langen Haare und der Lederschurz um seine Hüften machen ihn noch immer unverwechselbar. Die nächsten Meilen laufen wir gemeinsam.

„Shaka bra!"Cowman macht das Zeichen mit den abgespreizten Fingern. Er ist auf der Großen Insel überall beliebt. Viele Autofahrer grüßen ihn.

„Ich habe mir in diesem Jahr den Hals gebrochen", erklärt der schwere Mann so nebenbei auf meine Frage, warum er diesmal auf den Büffelhelm verzichtet hat. „Ich bin im zweiten Stockwerk vom Gerüst geflogen. Zwei Wirbel waren angeknackst. Das Hyatt Regency Hotel, die neue Luxusbude aus der Nobelklasse, die wir heute nach dem ersten Marathon passieren, war mein Job. Ich war im Innenausbau."

Cowman hat ein nasses Handtuch um den Kopf geschlagen und stapft fröhlich vor sich hin. Weit und breit ist kein Betreuer für ihn auf der Strecke sichtbar. Ich dagegen habe Claudia und Carl gebeten, dass sie mich nicht aus den Augen lasse sollen. Ständig füllen sie mir meine Mütze mit Kristalleis aus der Thermobox. Ich stülpe diese Aircondition auf den heißen Schädel und entgehe damit einem Hitzschlag.

Das ist nicht jedermanns Geschmack. Claudia versucht es auch und lässt es wieder, weil sie Kopfweh kriegt. Noch drei Tage lang danach wird mir die Schädeldecke schmerzen wie vom Sonnenbrand. In der Tat, so wird ein Arzt erklären, sind es Verbrennungen, die ich mir zugezogen habe. Egal, das Eis hat seinen Zweck erfüllt, und sonst sind wenig Schäden zu beklagen.

Die erste Marathondistanz will ich alleine durchstehen, dann sollen meine Schrittmacher mich abwechselnd begleiten. Cowman hat höchsten Chip Salaun an seiner Seite. Den muss er allerdings mit anderen teilen. Wir nähern uns dem kleinen Ort Hapuna, der durch ein schreckliches Hotel verbaut wird.

„Save Hapuna!" greift Cowman einen Slogan aus dem Wahlkampf auf und reckt den Arm mit der geballten Faust. „Macht den Nordkohalastrand nicht mit Beton kaputt!"

Wieder steigt sie Straße an, die ab hier schnurgrade in das Nichts zu führen scheint. Cowman wechselt in den Gehschritt, bald bleibt er hinter mir zurück. Ich versuche, immer auf dem weißen Strich zu laufen, der den linken Seitenstreifen von der Fahrbahn trennt. Ich habe das Gefühl, dass dieser Strich mich stützt und führt.

Der Seitenstreifen ist zerbröckelt und hat Löcher, das kostet Kraft auf Schritt und Tritt. Manchmal rasen Autos eng an mir vorüber, aber lieber lasse ich mich in Stücke reißen, als nur einen Zentimeter von der weißen Linie abzuweichen. Ein Glück, dass alle Autos hierzulande Katalysatoren haben, die dem deutschen Standard weit voraus sind. Die Luft ist selbst im dicksten Nachmittagsverkehr noch rein.

Meine Seele atmet aus und ein. Ich spüre meinen Atemzügen nach. Lass den Sauerstoff bis in die Sohlen dringen, denke ich. Es gibt ein geschlossenes Kraftfeld, das durch deinen Körper und das Standbein über deine Zehen in die Erde dringt. Wenn das Spielbein aufsetzt, kehrt die Kraft in dich zurück. Das bewährt sich eine ganze Weile gut.

Ich überhole Donatucci, sämtliche Japaner bis auf Kaneko und schließlich Ardis Bow, die beim Laufen eine enge, schwarze Fahrradhose trägt. Jeder Läufer, dem ich näher komme, ist eine kleine Sensation, die für eine Weile meine individuelle Isolierung unterbricht. Großes Schmunzeln löst der lange Schlacks Jim Budde aus, weil er von seiner zierlichen Gefährtin, die fast einen halben Meter kleiner ist als er, begleitet wird. Axel grinst und filmt. Er kommt mit seinem Wagen gerade von der Spitze und kann viel erzählen.

„Woody hat auf halber Strecke seine Führung an den 50 Jahre alten Gerry van de Wint verloren. Bald darauf sind beide von Steve Hare und Gary Shields zurückgelassen worden. Premananda Childs ist weiter auf dem Weg nach vorn, und du bist auf Platz 7. Auf den nächsten Meilen vor und hinter dir ist keiner mehr."

Vor mir nichts und hinter mir noch weniger. Wenn Axel wüsste, welche treffliche Beschreibung meiner Lage er da gerade in so dürren Worten abgegeben hat. Aber Axel ist schon wieder unterwegs mit seinem Team nach hinten, wo sich ein Drama um die Damen anbahnt – First Lady Ardis Bow ist in Gefahr. Queen Kaahumana Highway heißt die Schicksalsstraße offiziell, auf der sich heute unser langer Weg vollenden soll. Sie wurde erst vor zwei Jahrzehnten durch das Lavafeld gefräst, in dem wir uns jetzt schon seit vielen Kilometern fortbewegen. Ein Panorama wie im Pütt – schwarzbraune Lavabrocken türmen sich zu beiden Seiten dieses kreuzungsfreien Highways, die Böschung weckt Erinnerungen an die braunen Kohlehalden einer Zeche.

Die karge Lavalandschaft ist zerklüftet, kahl und kaum bewachsen. Die ausgeglühten Schlacken dieser Wüstenei aus Stein und Asche sind ein Spiegelbild der noch verbliebenen 29 Existenzen, die ihren Körpern schon den dritten Tag geheimnisvolle Kräfte abverlangen, deren Herkunft ihren allen ein totales Rätsel ist. Die Leere dieser Landschaft fordert unsere Phantasie heraus – heftiges Aufbegehren gegen eine Strenge der Strukturen, die etwas vom ausgewogenen Gleichmaß japanischer Steingärten in Zenklöstern hat.

Schon nach 20 Meilen hatte ich mein erstes Visionserlebnis. Eingehüllt in eine gelb-orange Kutte saß mein Guru links am Wegesrand. Er schaute, seinen Kopf mit beiden Armen zugedeckt, nach innen. Meine Wahrnehmung war durch den blinden Fleck im linken Auge leicht behindert, auch scheute ich, als ich schon fast vorbeigelaufen war, mich nochmals nach der ehrwürdigen Erscheinung umzuschauen. Der Mönch in Gelb-Orange hatte mich ermutigt und mit Dankbarkeit erfüllt.

Noch immer schwingt die Dankbarkeit in meinem Innern nach. Währenddessen schweift das Auge über die im Fluß erstarrten Waschbrettrillen dieser Lavawildnis. Am Rand des Blickfelds lösen die Konturen sich im Hitzewabern wie geschmolzenes Wachs. Der Himmel bleibt bedeckt, und dennoch fühlt die heiße Luft sich fast zum Greifen dick an. Unaufhaltsam treiben die verwirrten Sinne meine Selbstentäußerung voran.

Es ist die Stunde der Gesichter.

Es ist die Stunde Pans, der seinen Schrecken unter die verstörte Herde treibt. Nur dass er hier Lono heißt, der Gott der Haie, Wettkampfspiele und der Ernten.

Es ist die Stunde, wo die Sonne senkrecht niedersticht vom falbenfarbenen Firmament.

Es ist die Stunde der Zusammenbrüche. Drei von sechsen, die das Ziel nicht schaffen, schmeißen jetzt das Handtuch. Ardis Bow hat Magenkrämpfe und gibt auf. Bei Terry Ives macht der verletzte Köchel nicht mehr mit. Wie Ardis Bow aus Sacramento sieht sich der arme Kerl nun schon zum zweiten Mal betrogen um die Früchte seines

Fleißes. Auch Manuel Da Costa aus Brasilien scheidet aus, was mich besonders schmerzt. Da Costa war meist dicht in meiner Nähe. Sein fröhliches Begleitteam war im Campingwagen unterwegs. Die lebensfrohe Gruppe brachte aufgedrehte Karneval-in-Rio-Stimmung auf die Strecke. Calypsorhythmen und Sombreros, bunte Farben und Gelächter waren die Begleiter dieser ausgelassenen Sieben.

Seit Beginn des Laufens hatte ich zum Spaß begonnen, verstreute Münzen auf der Strecke einzusammeln. Am Sitz der Götter schien ein Witzbold seine Hand im Spiel zu haben, der mir alle Pennies, alle kleinen Opfergaben, die wir in den letzten Urlaubswochen an verschiedenen Altären hinterlassen hatten, nun wahllos wieder vor die Füße warf: Quarters, Nickel, Dimes und Pennies – fast ein Dollar mag es bis zum Ziel gewesen sein. Als ich Da Costas Sambatruppe wieder einmal nahe kam, riss es mich in wilder Freude mit. Ich raste über die belebte Fahrbahn, um dem drallen Mädchen, das verzückt den Körper nach den

Steelbandklängen wiegte, meine Sammelbeute in die Hand zu drücken.

Ich werde dieser bunten Bande noch ein letztes Mal begegnen – da werden sie auf ein paar Metern Lavaboden Sträucher und Blumen pflanzen, mit weißem Bimsstein Widmungen auslegen, und die Klänge aus dem Kofferradio werden mit der Hitze dieses Tages konkurrieren, als wollten sie die Lavamasse noch ein zweites Mal zum Schmelzen bringen.

Dies ist auch die Stunde des Gelächters und der List. Thomasu Mori, unser 59 Jahre alter Veteran aus Tokio, vermeidet den Zusammenbruch mit der verschmitzten Souveränität des Alters. Von High Noon bis zwei Uhr Mittags legt er sich zum Siestaschläfchen in den klimakühle Fonds des Wagens, während seine Mannschaft draußen schafsgeduldig auf ihn wartet. Als Letzter wird auch er im Ziel sein.

Dies ist meine Stunde.

Hier und jetzt ist der Moment der Kraft.

Auf diese Stunde war mein Training ausgerichtet. Ob in den Kratern des schlafenden Haleakala-Vulkans auf Maui oder beim Feuerlauf in Tempelhof, ob im Klinikum von Steglitz oder beim Absturz im Eiskanal des Wilden Kaisers vor acht Jahren. Chip Salaun, sei du mein Zeuge!

Ich glaube nichts, es sei denn, dass ich es erlebe. Gläubige Erzählungen von Wundertaten sind mir überall ein Graus. Ich will nur gelten lassen, was ich selbst erlebe. Erfahren habe ich die lebenslängliche Gefangenschaft in einem Käfig, dessen Gitterstäbe aus dem Wort „Unmöglichkeit“ geschmiedet sind. Erfahren habe ich – mehr als einmal – dass es den Moment der Kraft gibt, der den Käfig sprengt. Diese Freiheit ist vollkommene Kraft. Ich glaube nicht an diese Kraft. Ich weiß um sie.

Das Wort „Unmöglichkeit“ verliert in diesem Augenblick sein Recht. Unmögliches, das möglich wird, verleiht dem Dasein eine neue Dimension. Ein Gitterstab des Käfigs bricht entzwei, und eine neue Macht betritt die Welt. Unmöglich ist es, durch die Wand zu gehen. Unmöglich ist es, ohne fremde Hilfe durch die Luft zu fliegen, unmöglich ist es, von den Toten aufzustehen.

Geschieht es dennoch, dann verlassen wir die Welt, in der wir bisher lebten.

Das Laufen hatte ich im Training notgedrungen sehr zurückgestellt. Drei Monate ließ die Achillessehne keinen einzigen Schritt zu, und selbst von März bis Mai war ein bescheidenes Training nie beschwerdefrei, zumal sich das betroffene Bein auch noch mit ischiasähnlichen Symptomen meldete. Danach verzichtete ich ebenfalls auf ein forciertes Üben, weil ich keinen Rückfall provozieren wollte. Ich habe mich in manchen Wochen mit 40 Kilometern oder weniger begnügt, diese dann jedoch auf Dr. Vollerts Rat nach der Methode „Radolfzell": 15 Minuten warmlaufen, 15 Minute Dehngymnastik, 15 Minuten zügig und 15 Minuten auslaufen.

Die Zeit, die ich beim Laufen sparte, widmete ich dem Gedankenflug. Ein Wochenende haben wir dem Feuerlauf geopfert. Die Gruppe traf sich früh in einer typischen Fabriketage von Berlin. Ein Loft mit schönem Holzfußboden, Platz zum Liegen und zum Dehnen, Warten, Begrüßungen, Umarmungen, Massieren, Streicheln.

Der erste Eindruck trog mitunter. Was wie eine Yogafrau erschien – abgehoben, vegetarisch – entpuppte sich als Nervenwrack mit Drogenproblematik und neurotischer Berührungsangst. Irgendwann begann das Spiel. Petra, mollig, gelb gewandet, gab die Regeln vor: Schmuck und Uhren werde abgelegt und den ganzen Tag nur Fasten ... bis wir nachts dann durch das Feuer gehen. Auf die Tafel wird mit Kreide geschrieben:

700 Grad

1. sei wach
2. sei hier und jetzt
3. spiele 100prozentig mit
4. wähle, was du kriegst

700 Grad, erläuterte uns Garri, unser Mediziner, würde heute Nacht die Glut heiß sein, die wir mit nackten Füßen zu durchschreiten hätten, ohne Blasen zu bekommen.

„Wenn man sich vorstellt, eine Gefahrensituation ganz leicht zu durchschreiten, wird der Atem tief und gleichmäßig. Herz und Pulsschlag werden ruhig. Dann kann man plötzlich eine sagenhafte Kraft in sich selbst entdecken. Man hat das Gefühl, alles überwinden zu können."

Dennoch funktioniert es häufig auch mit Angst.

14 Stunden lernten wir den Umgang mit der Angst. Erste Übung: Tanzmeditation zu schrillem Gong- und Glockenspiel, gestaffelt in vier Phasen: A) In wilden Verrenkungen und Zukkungen alle Last abschütteln, stöhnen und schreien wie auf der Folterbank; B) Derwischtanz bis zur Ekstase; C) Musik den reglosen Körper erfülle lassen wie ein vibrierendes Bambusrohr; D) reine, ruhige Meditation.

Dann das Vorstellungsspiel: jeder nennt Namen und Lieblingsblume unter Wiederholung der vorangegangenen Begriffe. Immer wieder Selbsterfahrunsübungen, die von einer Lockerungs- und Bewegungseinheit unterbrochen werden. Durcheinanderlaufen, auf dem Boden kriechen, sich anstarren, unsinnige Laute rufen – die Lange mit dem Yogalook bekam Heulkrämpfe dabei, was alle kalt ließ.

Micha, ganz in Schwarz, mit Todeswünschen und Mönchsgebaren aus Angst vor dem Leben, hörte von Petra: „Du kannst auf das Hier und Jetzt und auf deine Wünsche verzichten, aber das kostet dich dein Leben!"

Zwischendurch immer wieder die Angst: vor dem Feuer, vor uns selber und dem Entzug der Liebe durch Dritte. Claudia: „Ich habe Angst, abgelehnt zu werden."

Ich spürte Glückgefühle und Liebe für alle. Fast alle. Starrte Svana in die Augen und saugte die Kraft aus seiner Seele, bis er die Augen niederschlug. Er roch aus dem Hals als Folge längeren Fastens ... Große Gehirnwäsche, zeitweiliger Realitätsverlust, in den Pausen köstliche Tees (Friesen, Ingwer, Yogi mit Nelken) und Gedrängel auf dem Klo. Trotz Fastens und Alkoholabstinenz prächtige Partystimmung.

Die Nacht verbrachten wir auf dem Gelände des Ufa-Zirkus. Gemeinsam schichteten wir vier kreisrunde Scheiterhaufen auf, säuberten den Platz von Steinen und Abfall. Wir sangen, tanzten und machten die Feuermeditation: „Sagt dem Feuer, was ihr noch keinem Menschen anvertraut habt. Sucht Euch Eure Stelle im Feuer."

Claudia wählte den Scheit, der wie eine olympische Fackel brannte. Die Hitze der Flammen war unerträglich, wir wichen zurück, weil der Zementfußboden zu explodieren begann und die Brocken gefährlich nach alle Seiten spritzten. Ich dachte an das Meer in Hawaii, das die Lava empfing und trug das Feuer dorthin zurück, wo es hergekommen war.

Wir tönten das sakrale Ommm im Kreis um die Glut, und ich blickte auf Claudias vor Hitze verkniffenes Antlitz – die Stimmung war der einer Witwenverbrennung nahe. Die Hornhäute meiner Augäpfel waren am nächsten Tag leicht versengt. Die Fußsohlen dagegen blieben unversehrt, als wir den Glutteppich zweimal durchschritten hatten. Ich fühlte mich unverwundbar und grenzenlos stark.

Wie müßig war der Pausenstreit darum gewesen, welcher Schritt beim Feuerlauf der schwerste sei: der erste, zweite oder der letzte? Es gilt das ewige Gesetz des Marathons – es zählt nur dieser eine Schritt, den du gerade tust. Es ist der Schritt aus der Unmöglichkeit zum Möglichen. Es ist das ganze Leben, in diesem einen Augenblick verdichtet.

Manchmal war es auch kein Schritt, es war ein Sprung. Manchmal war es auch kein Sprung. Es war ein Fall. Im Wilden Kaiser war ich ein halbes Jahr nach der OP auf verschneiten Graten vom Tuxeck über den Treffauer zur Gruttenhütte unterwegs auf einer kaum begangenen Tour. Ich stieg durch eine blankvereiste Rinne ab und rutschte aus. Mein Körper schoß wie eine Kugel durch das glatte Rohr, das 50 Meter tiefer in eine bodenlose Leere führte. Ich hatte das Gefühl, dass ich vor Panik explodierte.

In diesem Augenblick flog ich aus mir heraus und konnte mich von oben sehen, in etwa aus der Vogelperspektive. Dann war ich wieder bei mir, ohne dass ich sagen kann, ob es der gleiche Körper war, in den ich wiederkehrte.

Nach ballistischen Gesetzen hätte dieser Körper von der Abschussrampe schon den Weg in eine tiefe Schlucht genommen haben müssen. Nach meiner Rückkehr schien er – so, als sei die Zeit zu Eis erstarrt – in der Rinne festgefroren auf den Jüngsten Tag zu warten.

Ich plagte mich nicht lange mit der Frage, ob sich wohl die geschockte Seele einen neuen Körper materialisiert haben könnte, sondern ergriff das Geschenk freudig mit beiden Händen, kroch so schnell ich konnte an den Rand der Absturzstelle hoch und ging den langen Weg zurück.

War mir beim Bergerlebnis noch für einen Bruchteil einer Ewigkeit mein Körper weggekommen, so war ein halbes Jahr zuvor im Klinikum der umgekehrte Fall zu Protokoll gegeben worden. Ganz offensichtlich lag mein Körper auf dem Tisch im Mittelpunkt des wissenschaftlichen Interesses, während sich mein Selbst vorübergehend abgenabelt hatte. Was hatte ich zu tun mit jeder „anterioren Rektumsresektion nach Dixon", die zu meinem Wohl und auch auf meine Kosten vorgenommen wurde?

Als ich frierend wieder zu mir kam und meine Seele zögerte, mich zu betreten, schuf mein Körper sich ein neues Selbst. Der Tod ist etwas sehr Lebendiges. Nur Steine sterben nicht. Das Wesen des Lebendigen ist die Veränderung, das Unbeständige, die Flüchtigkeit. Die Diskontinuität von Selbst und Körper ist in Wahrheit eine ganz alltägliche Erfahrung. Nur registrieren wir sie in der Regel nicht. Wir nehmen meist nur wahr, was wir für möglich halten. Anders haben wir es nicht gelernt.

Die Hunapriester aus der vorchristlichen Zeit Hawaiis behüteten ein anderes Wissen. Nach ihrer Lehre ist der Mensch mit drei verschiedenen Selbsten ausgestattet – das niedere, das mittlere und das hohe Selbst. Die drei Selbste werden mit den Begriffen vom Unterbewusstsein, Bewusstsein und Überbewusstsein nur unvollkommen wiedergegeben, da sie unabhängig voneinander ihren Körper verlassen und auf Reisen gehen können – was den Wirkungskreis des Menschen ungemein vergrößert.

Das niedere Selbst ist als ein Säugetier zu sehen. Für ein harmonieerfülltes Leben ist es wichtig, den Kontakt vom Tier zum hohen Selbst zu pflegen, was nur das mittlere der Selbste zu vermitteln mag. Das Tier in mir ist leicht an meinem Äußeren und den Charaktereigenschaften zu erkennen. Wenn ich mich bewege, tue ich es fast im Passgang. Bin ich erst in Gang gekommen, kann ich Tage unterwegs sein. Dann dürfen meine Weggesellen Durst und Hunger heißen. Ich trage meinen Hals wie einen langen Schwengel vor mir her, und meine Unterlippe ist leicht einmal mürrisch vorgeschoben.

Hässlich, übellaunig, feige, sagt der Brehm dem armen Viech noch nach, vor allem aber melancholisch. Kurz, ich bin ein Schwielensohler, ein Kamel, ein Altwelttier – so alt, wie die Erinnerung der Menschheit. Genügsam, leidensfähig, überlebensklug – so dumm, wie man ihm nachsagt, kann das Vieh nicht sein. Oder muss man blöd sein, um Jahrtausende zu überdauern? Die Menschheit bleibt noch die Beweise schuldig, dass der Weg zum Hirntier auch zugleich der Weg des Heils ist.

Wenn es schlimm wird, kommt der alte Schwielensohler in mir voll zum Zuge. Dann lasse ich dem Wüstenschiff die Zügel locker und es findet selber seinen Weg, während der Verstand verstummt im Mahlen meiner Kieferknochen. Wenn auch das Hirn vor Hitze Halluzinationen brütet, wiegt das Kamel den Reiter in der Zuversicht, zum Ziel zu kommen.

VI.

PONO

Effectivness is the measure of truth. (Huna)

Der Krieger verdichtet seine Zeit, Dabei zählt sogar ein Augenblick. Er hat vor zu siegen, darum vergeudet er keine Sekunde.

Castaneda

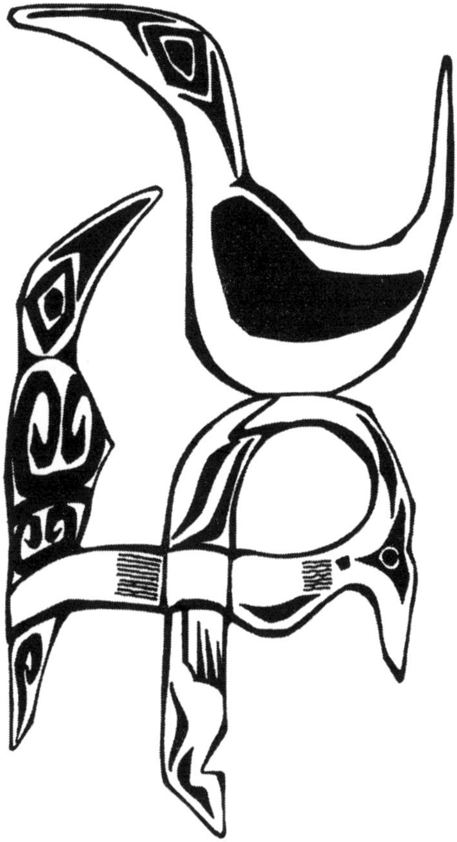

Die Wüste wirkt auf mich noch immer wie ein Isoliertank. Während das Gefühl für Zeit und Ort und Schwerkraft in der Sonne schmilzt, geht mein Blick fast zwanghaft auf die Uhr. Nur das Zifferblatt – ein letztes dünnes Band – verbindet mich noch mit der Außenwelt, die ich vor langer Zeit verlassen habe. Manchmal ist eine Stunde um, die ich wie einen kurzen Augenblick empfinde. Dann wieder dehnen sich Minuten zur Unendlichkeit.

Selbst Curtis kommt mir irgendwie nicht mehr real vor. Wie ein Bote aus der fernen Wirklichkeit braust er mit seinem Auto ab und zu vorüber. Aus dem Megaphon ertönen Worte, die nach Ermutigung und Zuspruch klingen, doch ich kann sie nicht verstehen. Mika lässt die langen blonden Haare aus dem Fenster wehen.

12.05 Uhr. Die Welt ist eine flimmerige Lache. Vor zwei Stunden glaubten wir, gemeinsam einer Sinnestäuschung zu erliegen. Die Fata Morgana war ebenso komisch wie absurd. Links am Straßenrand war ein weißer Volkswagen-Käfer abgestellt. Ein paar Schritte weiter wartete einladend eine leere Klappliege. Davor stand – ganz in Weiß und mit verschränkten Armen – ein Mann mit Schnäuzer, der die surreale Inszenierung mit Gelassenheit betrachtete. Wir kamen näher und erkannten ihn. Es war der Leiter des Massageteams von gestern.

Die Erscheinung war aus Fleisch und Blut. Wie angenehm! Ich zögerte nicht einen Augenblick und ließ mich drei Minuten lag behandeln. Mir tat nichts weh, es tat nur einfach gut. Der Masseur war ganz erstaunt, wie weich die Muskeln noch geblieben waren. Während ich mich unter seiner Hand erschlaffen ließ, fütterte mich Claudia mit Keksen. Der Mann versprach, dass zu Beginn des nächsten Marathons noch eine weitere Massage auf uns wartete. Woody Woodruff habe die Massage abgelehnt und sei vorbeigelaufen. Er sei inzwischen auf Platz 5 zurückgefallen und total kaputt.

Wir waren noch ein Stück vorangekommen, und der erste Marathon lag hinter uns. 4:21 hatte ich für meinen ersten Marathon gebraucht. Das Herz schlug höher, meine kühnste Hoffnung schien sich zu erfüllen. Wenn ich für den zweiten Marathon nicht länger bräuchte, würde ich mit weniger als 30 Stunden aus dem Rennen gehen. Und das, obwohl die Raddistanzen länger und beschwerlicher gewesen waren, als ich zu Hause angenommen hatte.

Die Schuhe an den nackten Füßen fühlten sich noch gut an, und ich strengte meine Augen an, um die versprochene zweite Hilfsstation für die Massage zu erspähen. Doch diesmal hatte die Oase sich im Nichts verflüchtigt. Wir liefen weiter, und ich gab mir Mühe, die Enttäuschung zu verbergen.

Das Kamel in mir ist stinkbeleidigt. Kleinigkeiten haben in der Wüste schnell ein anderes Gewicht. Jetzt gilt es, bald das Gleichgewicht zurückzufinden. In meinen Eingeweiden grollt es böse. Also flink ein bisschen abseits in die Lavabrocken hocken und dann weg mit den Spagetti, die es gestern Abend gab. Das ist jetzt schon das zweite Mal, dass dieser Zwang mich heute überfällt – gefällt mir nicht. Der Darm ist eben kürzer als er früher war, Herr H.!

Das Hocken nach dem langen Laufen hat mir gut getan. Ein bisschen Dehnen nach dem Laufen macht die Schritte viel geschmeidiger. Wir sind gerade noch zur rechten Zeit zum Straßenrand zurückgekommen, sonst hätte Axel uns mit seinem Fernsehteam in Abseitsposition erwischt. Er lacht und meint, er hätte sich sogar beeilt, um mich zu überraschen, aber leider wäre alles viel zu schnell gegangen.

Er macht ein kleines Interview beim Laufen und berichtet, dass inzwischen auch noch Premananda Childs den Woody überholt hat. „Woody ist jetzt nur noch ein paar Kilometer vor dir. Valerie Silk ist mütterlich um ihn bemüht. Hinter dir folgt erst in einer halben Stunde Cowman, aber nach ihm die Japanerin ist außer Rand und Band. Fühlt sich ‚genki' – immer toller – mit jedem Läufer, den sie überholt. Sie ist auch schon an deinem Alterskonkurrenten Errol McCorral-Smythe vorbei, der von Hannes Blaschke unterstützt wird."

Vor mir und hinter mir herrscht also pralles Leben, nur wo ich bin, ist partout nichts los. Ich will von Claudia an Immodiumdragee, um meine Eingeweide zu beruhigen. Es wäre schade um noch mehr verlorene Zeit. Sie zögert, ich beharre. Ich bekomme, was ich will. Als sie zurückkommt aus dem Auto, lacht sie: „Jetzt kommt das schwerste. Die Enttäuschung mit dem Ausfall der Massagestelle und alles andere ist nur ein Klacks dagegen. Pass auf, ich habe unser letztes Bild verschossen. Der Film ist alle, und du musst mir erklären, wie ich das Ding wechseln kann!"

Ich erkläre, sie kapiert, es klappt. Ich trinke aus der Fahrradflasche, die sie für mich trägt. Ich trinke auch am dritten Tage nichts als Wasser, zwei Salztabletten habe ich bisher genommen. Das Obst kommt aus der Eisbox und schmeckt fabelhaft. Besser kann es auch im Royal Waikoloa und im Hyatt Regency nicht sein, die an der Küste einen Kilometer rechts von uns zu sehen sind. Eine Oase mitten in der Wüstenei. Die verlassenen Palmen wiegen sich vor einem leicht bedeckten Himmel. Kilometerweite weiße Strände. Golf und ein erlesener Luxus, wie ihn sich der Adel von Hawaii auch früher nur auf Kosten seiner Untertanen leisten konnte.

Hier hätten wir die letzte Nacht verbringen sollen, dann könnten wir jetzt in Erinnerungen schwelgen. Das Hyatt hat sogar ein eigenes Delphinarium, in dem die Gäste mit den Tieren schwimmen können. Claudia hat sich vor einer Woche um ein Stelldichein bemüht, sie konnte aber nur am Rand des Beckens in den Trubel schauen und belustigt registrieren, wie ein paar in Schwimmwesten gezwängte Gäste zaghaft zwischen den Delphinen planschten. Die Tiere sind auf Jahre ausgebucht.

Als Entertainer dieses Menschenzoos sind sie bei weitem unter Wert beschäftigt. Man sagt den Wunderwesen eine dreidimensionale Echopeilung nach, mit der sie sich ein Röntgenbild von ihren Artgenossen machen. Sie erpeilen auch die Körperhöhlen und Organe oder Knochen. Der Mediziner Sutphen glaubt, dass sie sich über das Befinden ihrer Artgenossen der Umgebung ganz genau im Klaren sind. „Karzinome und Tumore müssen für sie leicht erkennbar sein. Schlaganfälle und Herzattacken sind für sie so sichtbar wie für uns ein Leberfleck."

Nichts fällt leichter als das Denken an Delphine, wenn man in der Wüste ist. Der Effekt des Isoliertanks wirkt auf deine Kreativität. So ein Tank ist ein mit Sauerstoff versorgtes und mit körperwarmem Salzwasser gefülltes Fass, dessen Einstiegluke du nach dem Betreten gegen Schall und Licht verschließt. Man sieht nichts, hört nichts, riecht nichts, fühlt nichts, denn der starke Salzgehalt des Wassers nimmt dem Körper seine Schwerkraft. Es setzt ein isoliertes Denken ein, das hinter deiner Schädeldecke schnell zu Explosionen führt – oder zum Stillstand. Das ist die größte Offenbarung. Keine Sekunde im Tank ist vergeudete Zeit.

Ich laufe, also bin ich. Die Wüste, die wir heute zu durchqueren haben, hatten wir auf Maui vorweggenommen. Gestern, auf der Höhe der Kohalaberge, war Maui den Blicken nahe. Heute sitzt es unter unserer Haut, berührt uns von innen. Haleakala heißt der Krater, der ein mächtiges Gebirge ist – das Haus der Sonne.

Wir haben es acht Stunden lang durchwandert. Unglaublich, welche schweren Farben dieser schlafende Vulkan um seine massige Gestalt verbreitet. Die Töne spielen aus dem Blau ins Rot zu Kupfer, Grün zu Braun und Rosa und nach Violett. Bei Sonnenaufgang und am späten Nachmittag sind sie am sattesten, das Auge schwelgt, die anderen Sinne darben. Es ist so still in dieser kaum berührten Einsamkeit, das man den eigenen Herzschlag hört. Kein Tier, kein Mensch, kein Laut der Industriewelt ist vernehmbar. Oft ist man stundenlang allein. Als wir einmal eine Dreiergruppe trafen, war ihr Gespräch noch zu verstehen, als sie den Augen längst entschwunden war.

Zwei Liter Wasser schleppte jeder von uns beiden mit. Tretspuren im Lavagrus, der wie geharkt das endlose Gelände überzieht, sicherten die Orientierung. Wir wanderten auf der Höhe zwischen zwei- und dreitautausend Metern. Hier gedeiht das Silberschwert, eine Kakteenart, die eigentlich zur Sonnenblume zählt und sonst an keinem Ort der Welt vorkommt. Die Blütendolden können sich drei Meter hoch erheben. Die siedentheiße Luft im Kratertal senkt sich zusammen mit dem feinen braunen Pulverstaub wie Samt auf Haut und Kleider. Seit wir im Krater waren, sind unsere Wanderschuhe von der gleiche Farbe.

Wir trafen eine Öffnung mit zerfetzten Rändern, die durch ein Torpedo aus dem Mittelpunkt der Erde aufgerissen schien. Salut zur Sonne – welche Botschaft aus der Finsternis, die unter Ozeanen schlummert, mag hier den Weg zum Licht gefunden haben? Barg dieser Zugang in den Schoß der Erde ein Geheimnis wie das delphische Orakel? Spiralenförmig bohrte sich der Spalt in Tiefen, die wir nach dem Klang der eingeworfenen Pennies nicht ermessen konnten.

Das delphische Orakel – symbolisch für den Schoß der Erde – und die Gebärmutter als ein Organ der Weissagung wie auch der Delphin, der seinen Namen nach der Formung der Gebärmutter erhalten haben soll, sind nach einer Deutung, die mir zusagt, alle aus dem gleiche Wortstamm abgeleitet. Danach waren es Schamaninnen, die in vorpatriarchalischer Zeit das Leben lenkten, bis der Delphin zum Drachen umgedeutet wurde, der in späteren Mythologien vom männlichen Held erschlagen wurde.

Auch wenn das Drachenmaul im Haus der Sonne nicht mehr Feuer spie – wir traten ihm nur voller Ehrfurcht und Erschauern nahe. Die Urweltlandschaft hat uns aufgewühlt, und die Gedanken wären uns noch wilder durch de Kopf geschossen, wenn die Atemnot an mancher Steigung unser Denken nicht gedrosselt hätte. In der Wüste weißt du bald, dass alles möglich ist. Und es bleibt egal, ob diese Wüste Wasser, Stein, ob Erde oder Eis ist oder Sternenmeer.

Haleakala – Haus der Sonne. Ich fühlte mich bei der Durchquerung dieses erdenfernen Territoriums wie auf dem Mond. Ich fühlte mich von einer fremden Kraft getragen, die mir unversiegbar schien. Ich fühlte sie als warmen Strom aus meinem Unterleib, der mich aus der Hitze dieses Lavatiegels mühelos erhob. Ich glaubte, mit der Kraft auch die Gefährtin zu erreichen, die mir klaglos auf dem Pfad voranschritt. Nach sieben Stunden riss der Faden, ihre Schultern zuckten und sie weinte vor Erschöpfung.

Der Sonnenuntergang bei unserer Rückkehr in die Ebene und ein auf Holz gegrillter Ono boten reichliche Entschädigung für die Entbehrungen des Tages.

Hyatt Regency, ich danke dir, auch wenn ich niemals meine Füße über deine Schwelle setzen sollte – die Delphine in der Wüste haben meinen Schritt beschwingt. Cowman wird wohl andere Gedanken hegen, wenn er hier vorbeikommt. Schließlich hat der Bau ihn fast den Hals gekostet.

Ich fühle mich auf einmal fast so frisch wie zu Beginn des ersten Marathons, nur gedanklich spüre ich ein Aufbegehren gegen diese graue, endlos vor uns abrollende Gerade. Die Gedanken weigern sich, strikt und logisch geradeaus zu rollen wie auf einer Schiene. Sie folgen lieber den Spiralen, die verschlugen über schwarze Lavamassen bis zum Horizont mäandern. Mir ist fast so, als könnte ich mit meinen Augen hören, als hätten sie sich in ein Hilfsorgan des Ohrs verwandelt. Die Struktur der Lava spricht zu mir wie orientalischer Gesang.

Daneben spricht noch Karl, der mich zurzeit begleitet. Nach dem Reglement ist immer nur eine Begleitperson zur gleichen Zeit gestattet, und zwar zu Fuß. Der Begleiter ist mit einem rosa Band markiert. Karl trägt das Band um seine Stirn. Länger als zehn Kilometer ist es bisher nie gelaufen, aber einen kleinen Triathlon hat er schon mal probiert.

Sein Name täuscht, er ist geborener Hawaiianer. Hilfsbereite Menschen so wie ihn, der von Honolulu nach Big Island kam, um seine Freundin zu besuchen, findet man auf dieser Insel schnell. Karl spricht ruhig und fast ohne Pause. Er lobt den „coolen“ Laufstil, den ich seiner Meinung nach besitze, und bewundert mich um meine Unermüdlichkeit. Es tut gut, ihm zuzuhören, mein Ego ist bei ihm in besten Händen.

Ich horche, wie der Rhythmus meines Atems zur Kadenz der Schritte passt. Karl hat sich meinen Schritten angepasst. Wir traben ganz im Gleichklang. Ich rede und verliere dabei den Kontakt zu Karl. Es ist, als ob ein Stellvertreter zu ihm spricht. Manchmal weiß ich nicht, was die da oben beide miteinander reden …

„You dig that?“

„Yea man, sure I do … !”

Ich blicke hoch. Der Himmel bleibt bedeckt, zu Regen wird es wohl nicht kommen. Der Wind, der sonst auf dieser Strecke bläst, ist heute ausgeblieben. Die drei Eulen, die uns Curtis vor dem Start verkündet hat, sie haben ihre Engelsschwingen über uns gebreitet. Jeden Tag hat eine sich geopfert und die Schirmherrschaft getragen.

Was war das für ei großer bunter Vogel, den ich da zerschmettert an der an der Lavaböschung sah? Ich nehme ihn mit den nach innen weiten Wüstenaugen wahr und höre, wie er rauschend hinter meinem Rücken hochsteigt. Vielleicht fliegt er zum selben Ziel, zu dem ich laufe. Vielleicht ist er ein Stück von mir, und ich bin endlich angekommen.

Schon seit langem spiele ich mit dem Gedanken, dass der komplette Mensch zu den drei Selbsten, die nach der Hunalehre erst ein ganzes bilden, auch drei Hunatiere als ein Stück von sich betrachten darf. Und erst recht ein Triathlet! Zum Säugetier muss sich ein Fisch beziehungsweise ein Reptil gesellen, und das hohe Selbst bekommt ein Federvieh.

Als Reptil steht mir die Seeschildkröte nahe, sie ist quasi das Kamel des Ozeans. Sie ist, wie ich, nur scheinbar langsam, weil sie nicht der Zeit nachjagt. Sie duckt sich, und die Zeit geht über sie hinweg. Mit einer herrlichen Gebärde ihres großen Körpers schreibt sie eine Linie an den Wasserhimmel, die dem Weltmeer seinen Raum zumisst. Vor zwei Tagen habe ich den Anfang dieser Linie nachvollzogen. Seither spüre ich in meinen Armen, was es heißt, die Ewigkeit herauszufordern. Solange unser Denken in Unmöglichkeit befangen ist, sind wir nur stümperhaft gerüstet zur Erkundung solcher Dimensionen.

Auf der Jagd nach Castaneda fand ich schließlich meinen KuKKuKK. Welch ein Name, der den Anfangskonsonanten meines eigenen fünfmal in zwei Silben trägt! Vögel sind ein Ausdruck unseres Hohen Selbst. Es ist sicher, dass die Polynesier den Gefiederten ein Übermaß an Zauberkraft beimaßen. Manamana, die große Doppelkraft, lag in de Federmasken ihres Kriegergottes KU, von denen auf der ganzen Welt nur drei geblieben sind. Eine davon kann ich in Berlin bewundern. Für alle Hoheitszeichen kamen in Hawaii nur Federvögel in Betracht. Für einen

Königsumhang mussten 80.000 Vögel vorsichtig gefangen werden, denen schonend drei bis vier der zarten Federn abgenommen wurden, ehe man sie wieder fliegen ließ.

Die Kraft der Schwinge, die die Schwerkraft überwindet, ist dem Polynesier ein Ausdruck der Magie. Der Kriegsgott KU wird auf den alten Holzskulpturen immer mit dem Vogel auf dem Kopf verkörpert. Der Traum vom Fliegen ist auf diesen Inseln immer mehr gewesen als ein Wunsch. Man sagt den alten Priester nach, dass die Meister unter ihnen jeden Körper jederzeit an jeden Ort im Flug befördern kannten.

Was Wunder, dass auf diesen flugverrückten Inseln eingewanderte Chinesen in den Hawaiianern gute Schüler fanden, denen sie die Kunst des Drachenbauens lehrten. Was Wunder, dass Charles Lindbergh sich auf Maui begraben ließ. Er war ein Grüner, ein Beschützer der Natur, ein Hasser des modernen Jetverkehrs und des Molochs Industrie.

Karl wird von Claudia abgelöst und fährt im Auto ein Stück vor. Sie ist viel brauner als der blonde Karl, sie ist fast so braun wie ich. Sie bindet sich das rosa Bändchen um den Arm, der nur wenig heller ist als meiner, weil ich mehr im Wasser und im Sattel war.

Sechs Wochen sind wir auf den Inseln. In Hawaii sein, heißt vor allem Fliegen. Von einem Feldflughafen auf den nächsten. Der Hawaiianer fliegt, wie der Berliner U-Bahn fährt. Schon der Hinflug hat es in sich – 20.000 Kilometer sind Verheißung und Tortur in einem. 30 Stunden oder mehr mit Unterbrechung: Nordsee, Arktik, dann Atlantik und Pazifik. Wir flogen ab am Tage, als die Nordsee starb. Der Weg zum Wendekreis des Krebses führt über das erregende Schauspiel des Eismeers und der Rocky Mountains ins Reich des ewigen Sommers. Wenn man früh genug startet, 20 Stunden lang immer der Sonne nach.

Seit den Flugträumen der Kindheit ist Fliegen für mich Freiheit. Als wir nach zwei Tagen in Kailua Airport niedergingen, steuerte der Vogel von Hawaiian Airlines in den Sonnenuntergang. Die dichten Wolkenkissen waren aufgestockt zu dicken Türmen von grandioser Höhe. Da die Sonne schon mit einem grünen Flackern bis auf Meereshöhe abgesunken war, erschienen diese Türme schwarz und majestätisch, mit einem letzten Hauch von Rot an ihrer Unterkante.

Das Flugzeug tauchte durch das nahezu gestorbene Licht behende wie ein Fisch in die Korallentürme nieder. Fünf Finger pressten sich in meinen Arm, der Schmerz und Claudias Totenmaske, die sie an der Stelle des Gesichtes trug, erstickten meinen Ausruf der Bewunderung. In Englisch sagen sie „White-knuckle-passenger" zu ihr. Sie stirbt bei jeder Flugbewegung tausend Tode. Sie verlor fast den Verstand vor Angst, wenn wieder mal ein neuer Start bevorstand. Ich habe das schon manches Mal bei ihr erlebt, aber niemals jene Panik wie bei unseren Flügen von und nach Hawaii. Was geht in ihr vor?

Sie deutet mit dem rechten Arm, an dem die rosa Schleife weht, zum Himmel: „Schau mal, wie schön oft man jetzt am Himmel schon Maschinen auf dem Weg zum Airport sieht. Die landen alle in Kailua."

Ich weiß, was sie mir damit sagen will. Von Kailua Airport sind es nur noch 12 Kilometer bis Kailua Pier, dem Ziel des Ultraman. Dies hatte ich mir heute als die letzte, unbedeutende Etappe meines Marschbefehls in meine Hirnhaut tätowiert. Es gibt keine Orte und kaum Anhaltspunkte, die das monotone Gleichmaß dieser Strecke unterbrechen. Selbst die Distanzangaben folgen – Start und Finish ausgenommen – nur auf jede zehnte Meile.

Oh, die ersehnten, raren, klitzekleinen Dreiecksschilder, die das Auge schon in Kilometerweite vor dem schwarzen Lavahintergrund erspäht. Natürlich kannst du aus dem Auto deinen Streckenstand erfragen. Aber irgendwann kommt jeder an den Punkt, wo jeder Schritt zählt. Da ist alles, was der Orientierung dient, von größtem Wert. Wie unsere Iromangefährtin Petra sagte: „Du kannst jede gottverdammte Strecke laufen, und wenn es 1000 Kilometer sind. Aber dann bist du am Start auf diese Strecke programmiert. Und wehe, es ist nur ein Zentimeter mehr!"

Mein vorgefaßter Blick macht aus den Flugzeugleibern silberne Delphine, die uns an das gleiche Ziel geleiten. Mir ist schon alles Recht, wenn es nur Mut macht. Gerade hatte ich gerechnet – verdammte Milchzuckerabfallprodukte im Gehirn! – ich hatte eben ausgerechnet, dass ich für die zweite Marathondistanz zumindest eine halbe Stunde mehr benötigte als für die ersten 42 Kilometer. Und das, obwohl ich – abgesehen von Massage und Verdauung (war nicht mehr als sechs Minuten) durchgelaufen bin.

Aus der Traum von unter 30 Stunden. Ich versuche, meinen Zoo zu überzeugen, dass nicht die Zeit, sondern wir selbst das Ziel sind. Mein Zoo stimmt zu. Das Kamel nickt weise und der Kuckuck lacht, während meine Schildkröte unablässig gegen den Uhrzeigersinn auf den Punkt zustrebt, an dem wir vor drei Tagen in das Meer gestiegen sind.

Alles wird in einem großen Kreis geschlossen sein. So ist es gut. So soll es immer bleiben. Die Welt ist rund und weich und schließt uns ein. Wir gehen unsern Weg zum Uterus auf der Entwicklungsleiter eines Embryos zurück. Ich möchte klitzeklein sein und in Claudias Leib verschwinden und dort bitte bis zum Ziel getragen werden.

Ich folge den Spiralen, grade Linien gibt mein Kopf nicht her. Das Denken wandert in den Bauch zurück. Der Bauch birgt eine große Kraft. Ich muss ihn pflegen. Ich ergötze ihn mit Birnen und Melonen. Der Bauch, der hinter meinem Bauch ist, ist der Sitz des Chakras. Ja, so muss es sein. Von da kommt das Gefühl, das den Frauen alter Zeit die Macht geborener Schamanentums verlieh, die Zunge der verzückten Pythia.

Nur nichts zwingen, alles lassen ... laufen lassen ... kommen lassen ... nässen ... lassen ... schwitzen ... lassen ...bluten ... lassen ... Tränen ... lassen. Lassen ... lassen ... lassen ... Gib dich nicht auf, gib dich hin! Lassdassnass!

Ich lasse mich von einem ähnlichen Gefühl besiegen, wenn ich im Wettkampffieber auf den endlos langen Fahrrastrecken in der höchsten Not den Harndrang löse und die Blase in die Hose laufen lasse. Lasst Euch von Delgado und Hinault bloß keinen Mist erzählen – das bringt nicht nur Zeit-, das bringt auch Lustgewinn. Wieder sein wie ein kleines Kind: Der Knabe sitzt im

Kino und sieht einen Stummfilm aus der Südsee. Fast zwei Stunden kämpft er gegen einen Zwang, der sich am Ende doch nicht zügeln lässt. Beim Finale, wo der Held ertrinkt, drängt die Blase in die köstliche Erlösung. Alles schwimmt! Es war ein Film von Murnau, und er hieß TABU.

Claudia spürt, dass mein Kamel jetzt eine Stute ist. Sie will niemand mehr an meine Seite lassen. Eifersüchtig weigert sie sich, noch einmal mit Karl zu wechseln. Das ist Wahnsinn, denn so muss sie 30 Kilometer laufen. Mit Schmerzen, die im Sehnenansatz des Gesäßes sitzen. Sie bringt neues Wasser, drückt den kalten Schwamm auf meinen Schultern aus und füllt Eis in meiner Kappe nach.

Ich bin so schwach und fühle mich zugleich so stark. Ich gebe mich an meine Schwäche hin, ich lasse zu, dass ich geöffnet bin und dass sich eine namenlose Gewalt in mich drängt. Der ganze Kosmos will sich wie ein Wasserfall in mich ergießen. 30 Kilometer vor dem großen Ziel. Ich werde siegen, weil ich mich besiegen lassen. Ich setze neue Kräfte frei, weil ich nicht mehr ängstlich an mich halten muss. Ich habe viele Hände, die ich weit nach außen offen halte. „Sehr weibisch", witzelt sie an meiner Seite, „aber wirkungsvoll."

Noch 30 Kilometer zum Kailuakai. Hier wird Ardis Bow, die wie ein Mann kämpft, von den Magenkrämpfen eingeholt. Hier erlebte Camel-Kumpel Willy vor drei Jahren sein Debakel, weil er plötzlich als Gewinner das jungfräuliche Zielband sprengen wollte: „Am liebsten bin ich ganz relaxt im Wettkampf, aber ab und zu packt mich das Fieber. Dann überlege ich, wie viele Leute vor mir sind und wie ich mich platziere und das ganze Zeug, das nicht zu einem Wettkampf im Alohageist gehört. Wenn das passiert, geht eine aufschlussreiche Wandlung in mir vor. In meinem Kopf dreht sich ein Tonband, das sagt: Wow! Du bist der Größte! Kurz darauf spult sich die Gegenseite ab, und die sagt: Wow, du Null! Du hast nicht genug trainiert! Wärst du doch mehr gelaufen, du verdammter Faulpelz. Es hat alles keinen Zweck mehr. Mach Schluß! Bis vor kurzem habe ich in meinen Ultrarennen öfter gegen das ‚Mach Schluß' als gegen die Erschöpfung angekämpft."

Etwa 30 Kilometer vor dem Endziel hatte sich das Band mit „Siegen“ und „Mach Schluß“ erneut in ihm gedreht.

„An diesem Punkt des Wettkampfs spielte es das Lied vom Tod. Die Zeit des halbbetäubten Durchhaltens zum Zielstrich – eine Erfahrung, die mir gar nicht liegt. Trotzdem mache ich sie öfter als mir lieb ist. Ich wurde müde und lief langsamer. Da passierte es. Die Großmutter von einem Freund, der auch im Rennen war, erschien mir und ich hörte ihre Stimme: "Willy, was ist los? Du siehst so blass und müde aus. Bist du etwa krank?“

Willys Seehundsaugen blickten traurig: „Ich war der alten Lady richtig dankbar. Ihre Fragen machten mir bewusst, was los war. Ich brauchte mir nichts mehr vorzumachen und gab zu, dass ich total erschöpft war.“

Willy fuhr mit seinen langen Fingern durch die dunklen Locken. „Ich wurde sehr viel langsamer und konzentrierte mich auf jeden Schritt, immer ein Fuß nach dem anderen. Irgendwie gewann ich damit meine Sammlung wieder und genoss den Rest des Rennens.“

Willy spannte seine muskulöse Arme. „Ich musste nicht gewinnen. Was ich auch nicht tat. Ich wurde Vierter. Der Wettkampf war für mich ein Höhepunkt all dessen, was ich seit vielen Jahren mir selbst und allen meinen Schülern zu vermitteln suche: das Grundprinzip im Sport heißt Freude.“

12.35 Uhr. Tod und Leben sind die Kinder gleicher Eltern. Das Leben flieht aus mir, wenn meine Atemluft die Brust verlässt, und es kehrt wieder, wenn die Brust sich spannt. Seit ich das Krankenhaus verließ, war ich nicht mehr so schwach auf meinen Beinen. Gute 30.000 Kilometer werde ich seitdem gelaufen sein, und ich weiß, dass ich die nächsten 30 auch noch schaffe. Nie ist das Leben schöner, als wenn Du schon die frische Erde riechst, aus der dein Grab geschaufelt wird.

Ich möchte völlig nackt sein. Ich möchte allen so erscheinen, wie ich wirklich bin – splitternackt und ungeschützt. Ungeschützt, jedoch nicht schutzlos. So sind sie früher in den Kampf gezogen, die ungezähmten Krieger fingen Schleuderspeere mit der bloßen Hand.

Mir kleben meine nassen Sachen auf der Haut. Ich trage nur ein nabelfreies T-Shirt – selber abgeschnitten – gegen Sonnenbrand. Auch die gutgeschnittene Hose trägt sich angenehm. Aber selbst das kleinste Fädchen widerspricht jetzt dem Opheliafeeling, das mich heißt, die Kleider in den Fluss zu schmeißen und es ihnen gleichzutun. Ich möchte diesen Ultraman noch einmal laufen – aber barfuss!

Ich könnte meine Wasserflasche nicht mehr länger tragen als fünf Schritte. Ich reiche Claudia das blaue Plastikding nach jedem Schluck zurück. Sie steckt es vorne in den Lauf-BH. Fängt meine Seufzer auf, die manchmal wie ein Schluchzen klingen. Ermahnt mich, weiterhin die Füße Schritt für Schritt korrekt zur linken Linie an der Fahrbahn auszurichten. Erinnert mich daran, dass ich noch da bin.

Ich fühle mich so sterbensschwach und weiß zugleich, dass ich noch ewig weiterlaufen könnte. Es darf nur nichts dazwischenkommen. Nicht das kleinste Steinchen, das mich stolpern lässt, keine Schnecke, die mir jäh den Weg abschneidet – wenn ich stürzen würde, käme ich wohl niemals wieder hoch. Ich bin Klaus Störtebecker, aufrecht stehend durch des Henkers Hand enthauptet, beim Lauf entlang der langen Reihe meiner Kameraden, die es zu befreien gilt.

Schon seit langem gibt es keine anderen Teams mehr, die am Rande der schwarzen Straße stehen und uns winken. Der Abstand ist nach vorn und hinten viel zu groß. Ich entbehre schmerzlich die Ohana, die Wärme unserer Ultramanfamilie. Die Einsamkeit des Queen-Kahahumana-Highways wird bedrükkend. Ohne Begleitung wäre sie kaum zu ertragen. Kein Haus, kein Strauch, nur ab zu ein Telegraphenmast. Und Autos, in denen sie bei hochgedrehter Scheibe mit Aircondition sitzen und uns anstarren, als kämen wir vom Mond.

Die Entfernung zwischen uns und diesen Autos ist enorm. Was sind schon 30 Kilometer oder 20 Meilen, wenn man bequem im Polster sitzt und eine kreuzungsfreie Straße ohne Ampeln und mit kilometerweiter Übersicht entlangbraust? Da kann nicht viel passieren – wenn man nicht gerade an der falschen

Stelle überholt – und da ist auch nicht viel zu sehen, wenn man nicht gerade hinschaut, wie da einer läuft, der sein Innerstes nach außen kehrt. Der offen wie auf dem Seziertisch ist. Der um eure Liebe bettelt, die ihn nährt. Der schamlos ist wie Lady Godiva, die nackt durch ihre Stadt ritt, um den Bürgern eine schwere Schuldenlast zu nehmen.

Der offen wie auf dem OP-Tisch ist ... Ich blicke über meine linke Schulter in ein Licht aus tausend Sonnen, und Professor Häring spricht im Klinikum von Steglitz seine Protokollnotiz auf Tonband:

„Man tastet im Bereich der peritonealen Umschlagfalte im Douglasschen Raum einen zirkulär wachsenden, etwa mandarinengroßen, beweglichen Tumor. Des Weiteren finden sich vergrößerte Lymphknoten, die metastasenverdächtig sind (bohnengroß) entlang der A. hämorrhoidalis cranialis bis zur A. mesenterica inferior. Die Leber ist frei von Metastasen. Keine peritoneale Absiedlung. Zunächst wird der Darm am Übergang Rektum-Sigma mit einem Nabelschnurband abgebunden, um eine intraluminäre Tumorzellenverschleppung zu verhüten. Dann stellt man die A. mesenterica inferior im Ursprung dar, ebenso die Vene und unterbindet die beiden Gefäße zwischen dreifache Ligaturen. Nun kann man unter Erhaltung der Riolanschen Anastomose das Gekröse so skellettieren, dass noch der mittlere Sigmaabschnitt gut durchblutet bleibt. Nun umschneidet man das Beckenbodenperitoneum beidseits des Rektums und mobilisiert zwischen Fascia pelvisparietalis et visceralis das Rektum. Dabei wird die Fascia pelvis parietalis nicht verletzt. Nach allseitiger Mobilisierung des Rektums und Unterbindung der Paraproktien lässt sich der Darm im mittlern Sigmaabschnitt nach Anlegen von Haltefäden und einer scharfen Darmklemme durchtrennen. Des weiteren wird das Rektum in Höhe der Ampulle etwa 1 cm distal des unteren Tumorrandes durchtrennt. Beide Darmstümpfe sind gut durchblutet. Es erfolgt nun eine End-zu-End-Anastomose zwischen dem Rektumstumpf und dem Colon sigmoideum, und zwar mit zweireihiger Einzelkopfnaht mit resorbierten Nähten. Die Anastomose lässt sich optimal durchführen und allseits gut serosieren. Sie ist völlig spannungsfrei und breit. Deshalb verzichtet man auch auf die Anlage eines Anus praeter transversalis zur Entlastung und beschließt stattdessen die parenterale Ernährung bei Nulldiät für die nächsten acht Tage. Nach sorgfältiger Blutstillung im Bereich der sakralen Wundhöhle wird in diese eine Latexdrainage eingelegt und zum Teil retroperitoneal links vor die Bauchdecke geleitet. Dann wird das Beckenbodenperitoneum mit fortlaufender Naht verschlossen, so dass ein völliger Abschluss der Anastomose, und zwar auch dichter Abschluss zur Bauchhöhle hin erfolgt. Zusätzlich wird auf dem Beckenboden noch Netz aufgesteppt, so dass die Eintrittstelle des Dickdarms in den Retroperitonealraum noch zusätzlich abgedeckt ist. Außerdem wird eine Sicherheitsdrainage in den Douglasschen Raum platziert, die rechtslateral vor die Bauchdecken geleitet wird. Dann schichtweiser Verschluss der Laparotimiewunde, subfasziale Redondrainage, Hautnähte, Verband ..."

Deckel drauf und danke Doc. Aber lass mich offen bleiben. Lass meine Augen offen bleiben. Lass mich nicht im Laufen schlafen. Mach, dass ich alles, alles sehe. Immer werden erst die Augen müde, dann schläft der Rest des Körpers ein. Lass mich alles sehen. Hinsehen macht frei!

Die ganze gottverlassene Gegend kommt mir langsam vor wie eine Kolonie von Metastasen. Ausgezackte, überlappte, dick verschlungene und verflochtenem, verschoben und gebrochene, verwucherte, zerrissene und jetschwarze Lava. Das einzige wahrhaft hässliche Stück Landschaft von Hawaii. Die Kohlenkiste, aus der die Insel angefeuert wird. Jeder Sonnenstrahl wird von der Schwärze aufgesogen, gnadenlos gesteigert und dann um ein Vielfaches der Durchschnittstemperaturen reflektiert. Es gibt kein Entrinnen, und ich muss da durch.

Ich lasse die Gedanken immer höher steigen und betrachte uns vom Blickpunkt eines Flugzeugs, wie wir uns schleppend und kaum merklich fortbewegen. Welche Bedeutung hat ein Schritt von mir, gemessen an dem Raumgewinn, die die Flugzeugpassagiere oben in der gleichen Zeit genießen? (Wenn es allerdings nach Claudia ginge, würde sie am liebsten die ganze Strecke bis Berlin zu Fuß bewältigen statt ein Flugzeug zu besteigen.)

Je mehr ich mich in die Betrachtung meiner selbst von mir entferne, desto verlassener ist mein Befinden innen drin. Claudia läuft neben mir und ist vollkommen für mich da. Sie weiß, dass ich sie brauche, dass ich jetzt verzweifelt auf sie angewiesen bin wie nie zuvor. Sie kühlt mir mit dem Schwamm die Waden, bis das Wasser in die Schuhe läuft und ich ein bisschen schimpfe, weil ich Angst habe, noch ganz am Ende eine Blase zu bekommen.

Unermüdlich läuft sie zwischen mir und unserem Auto auf der anderen Straßenseite hin und her, um sich bei Karl mit Plätzchen, frischem Wasser oder Vaseline zu versorgen, die ich mir noch einmal dick auf beide Innenschenkel schmiere. Das sind die kleinen Tricks, die mir gestatten, wenigstens für einige Seekunden zu pausieren, ohne dass ich mein Gewissen allzu sehr belasten müsste.

So wie Claudia mich bemuttert, müht sich Valerie um Woody, die schmächtige Dian um den Sri-Chinmoy-Schüler Prem und eine lockige Blondine um den schnauzbärtigen Gary Shields, der schon die letzten Kilometer auf das Ziel zustürmt. Hinter uns hilft Cal dem Willy weiter, und auch bei dem langen Schlacks Jim Budde geht nichts mehr ohne seine kleine schwarzhaarige Ehefrau, die so breit lachen kann, dass sie sofort der Mittelpunkt in jeder Gruppe ist, obwohl der Dr. Jim zwei Köpfe größer ist als sie.

Und auf der Schicksalsmeile 20 vor dem Ziel wird unsere gute Freundin Kai den Veteranen Terry Ives zu trösten wissen, der hier nach drei Tagen seinen bittersten Moment erlebt und wieder vor dem Finish aus dem Rennen muss, weil ihn wie zwei Jahre früher der Schmerz im Knöchel aufzugeben zwingt.

Ohne unsere Frauen, Freundinnen und Partnerinnen wären wir verloren. Drei Tage haben sie uns Nahrung, Kleidung, Trinken, Zuspruch und im Notfall auch die medizinische Versorgung garantiert, denn der Wettkampf wird von keinem Arzt begleitet. Jedes Team hat eine Rallye-Liste, auf der der jeweils nächste Weg zum

Kranhaus vermerkt ist. Die Frauen waren Hilfsmechaniker und Publikum, Coach – „Du liegst prima in der Zeit, fünf Minuten auf Kiyoshi“ – und Hilfssherrifs des Kampfgerichts. Jetzt sind sie mehr. Sie schwitzen neben uns, sie sind kaputt wie wir, sie sind besorgt um uns und schauen in uns rein, ob wir die Krise ohne Dauerschäden überstehen – sie lauschen unserem Atemrhythmus und versuchen kritisch, unsere Reserven einzuschätzen.

Je näher wir dem Ziel sind, desto mehr wächst die Entfernung zu der Welt, aus der wir mit dem Start am 25. November ausgebrochen sind. Der Lauf am dritten Tag des Rennens ist ein Lauf nach innen. Immer tiefer spürt man den Reserven nach, die aus Bereichen kommen, wie man sie gewöhnlich nur im Todeskampf betritt. Der willentliche Zutritt ist verwehrt, doch die Momente häufen sich bei allen, wo sich in uns das Wunder einer neuen Kraft auftut.

In meinen Ohren pulst das Blut. Malstromartig zieht der Herzschlag mich in meine Innenwelt. Meine Haut wird zur Membrane einer neuen Sinneswahrnehmung. Die Stimme, die an meiner linken Seite läuft, ist sanft und streichelt meine Epidermis. Ich suche ab und zu die scheinbar unabsichtliche Berührung, um mich ihrer Gegenwart zu vergewissern: Geh nicht weg, geh jetzt nicht weg, ich will nicht, dass an deine Stelle die Angst tritt, um mir auf dem unbekannten Wege das Geleit zu geben.

Hat der Faun Marsyas so gefühlt, als Apollo ihn enthäuten ließ, weil er im Wettkampf um das schönste Flötenspiel verlor? Mein ganzer Leib brennt von den Wurzeln meiner Haare bis zur Spitze meiner Zehen. Dieses Brennen löscht kein eisgekühlter Schwamm. Dieses Brennen ist die magische Mixtur aus mittlerer Verzückung und Erschöpfungsschmerz. Es gibt ein Telefongespräch von meiner höheren Station mit dem Kamel. Unten ist die Botschaft angekommen – legt nach!

Ich brenne vor Begeisterung. Es ist wie in den ersten Stunden unserer Odyssee, als ich mich mit müden Armen und vor Freude brüllend in die Brandung von Keauhou stürzte, um mir selber und Joanne zu imponieren. Die Muskeln explodierten fast vor Schmerzen, aber die wilde Freude triumphierte.

Meine Häutung macht mich so sensibel, dass ich jedes Staubkorn auf den bloßen Nerven spüre. Die Ohren nehmen mit der Schärfe eines Fledermausradars die provokante Stille des Amphitheaters wahr, das die Lava zur monumentalen Tribüne um uns aufgeschichtet hat. Ich bin ganz Gehörgang, lasse auf mich wirken. Die Muscheln, Schneckengänge, Windungen des Ohres weiten sich in mir zu einer Trommel, die im Unterleib vibriert. Das nächste Stück der Strecke will ich singen! So ein Singsang wie die Irokesen auf dem Kriegspfad. Meine Vorstellung beginnt, auch wenn die Tribüne leer bleibt. Jeder Sportler ist auch die Verkörperung von Kunst. Körperkunst. Eine Plastik, abgerungen der Natur.

Krankheit ist Körpersprache, ebenso athletisches Bemühen. Es ist die Gestik der ästhetischen Bewegung, getreu den Regeln und der physikalischen Funktion, die jeden Sport zu einer schönen Kunst erhebt. Die Vergänglichkeit, die Flüchtigkeit der nicht zu wiederholenden Gebärde verleiht dem Kunstwerk die erhabene Dramatik. Freude ist Bewegung, die den äußeren Ausdruck sucht. Manchmal auch den äußersten. Oder wie Willy gestern sagte: Poetry in motion. Der große Kreis, den wir um die Insel schreiben, ist ein Gedicht, das wir der Glut von ihrem Boden abgerungen haben. Die Einsamkeit ist unser Publikum, das Schweigen auf der lavaschwarzen Bühne der Applaus.

Hört nicht hin, wenn die verdammten Dichter lügen! Die Lava hat schon lange aufgehört zu schweigen. Mit weißem Bimsstein, den man an der Küste von Kailua findet, hat sich die Ironmangemeinde in das Gästebuch der Großen Insel eingetragen. Steinzeitgraffitis, unüberschaubar, groß an Zahl. Kürzel der Liebe, Piktogramme der Verbundenheit, in Stein gesetztes Steno einer stürmischen Verehrerschar, die ihre lonely Heros auf dem heißen Asphalt gegen Wind und Hitze vorwärtstreibt. Tief gebeugt auf ihren Aerolenkern bleibt den Radathleten wenig Zeit, die für sie bestimmte Inschrift zu erkennen und dann auch noch zu entziffern. Ich habe meine damals unter tausenden erspäht. Es war nur ein Wort. Und es war für mich. Und es hat bewirkt, dass ich schlucken musste.

Zu Fuß ist Zeit genug, um ganze Briefe von der schwarzen Böschung abzulesen. Doch diesmal gibt es keine Post für mich. Die Vorbereitungszeit war viel zu knapp für solche Huldigungen. Ich begnüge mich damit, die Bimssteinbotschaften für meine nun im Geist herbeigerufenen Gefährten auf den schnellen Rädern zu studieren. Die zündenden Parolen, zielend auf die rasende Kulisse tausend kämpferischer Triathleten, unterstreichen, da sie jetzt zu mir alleine sprechen, nur die Verlassenheit um mich herum. Und trotzdem jubelt es aus mir dem Keilschriftchor entgegen: dies ist mein Wettkampf, dies ist mein Weißer Wal, den ich Euch heute in die schwarzen Zwischenräume pinseln werde!

Das Amphitheater nimmt mein Happening nicht mal im Traum zur Kenntnis. Wir sind offenbar zur falschen Zeit am falschen Ort. Die Probe ist verlegt und außerdem auf einen anderen Zeitpunkt anberaumt. Christel hat es uns erzählt. Sie hat Ostberlin noch vor dem Mauerbau verlassen und lebt seit etwa 30 Jahren in Kailua. Periodisch werden viele Inseln im Pazifik von Tsunamis heimgesucht, haushohen Wellen, die – von Wasserbeben ausgelöst – sich röhrend kilometerweit ins Land ergießen um zu fressen, was das Feuer der Vulkane mit der Lava frech in ihrer Wassermitte aufgestockt hat.

Der Kampf des Wassers mit dem Feuer tobt seit Jahrmillionen. Im Wendekreis des Krebses, wo Hawaii geboren ist, hat unser Globus einen Hotspot. Dieser heiße Punkt im Bauch de Erde brennt sich wie ein Schweißgerät durch eine Riesenplatte dieser Hemisphäre, die sich langsam aber unaufhaltsam über ihn hinwegschiebt. So entsteht ein Krater nach dem anderen, der nach immer neuen Eruptionen tausende von Metern an die Wasseroberfläche wächst. Irgendwann schluckt sie das Wasser alle wieder.

Unsere Freundin Christel hat schon mehrfach die Tsunamiwarnung miterlebt. Dann wird ganz Kailua evakuiert. Dafür gibt es festgelegte Pläne und genau bestimmte Routen. Und wo trifft man sich? Na klar! Zehntausend Menschen ziehen dann in mein Amphitheater und lassen sich auf den Terrassen der erstarrten

Lava nieder, um ihr Picknick und die Ausgelassenheit des Untergangs zu genießen.

Es ist jedes Mal ein Riesenfest. Der Frohsinn brandet dann die schwarze Böschung rauf und runter, die entstanden ist, als man den schwarzen Highway durch die Lava fräste. Vorher konnte man die Strecke nur mit einem Jeep befahren. Das wäre zwar zum Laufen sehr viel schwerer, doch für das Auge angenehm gewesen.

Jede der bewohnten Inseln hat ihre eigene Farbe. Die von Big Island ist das Rot. Rot wie das Feuer, das die Göttin Pele aus den Nüstern bläht. Rot wird an diesem Tag besonders gern getragen. Die Menschen dieser Insel haben Stil, auch wenn ihre Häuser und Betonsilos im vorderen Alarmbereich der Küste Stelzen haben. Das soll der Welle, wenn sie kommt, den schadenfreien Zu- und Abgang lassen.

Meine Zehen graben sich jetzt fast durch meine Sohlen auf der Suche nach dem Boden. „Atme tief durch alle Glieder", hatte eine Atemtherapeutin mir geraten, „atme tief bis in die Erde unter deinen Füßen." Jetzt verstehe ich, was sie gemeint hat. Dieser Boden unter mir, auf dem ich mich jetzt 71 Kilometer lang verbrauche, hat meine Kraft gespeichert, und er ist bereit, sie mir zurückzugeben, wenn ich darum bitte. Ich bücke mich mit durchgestreckten Knien nieder, bis beide Handflächen den Lavaboden berühren. Claudia stoppt:

„Was ist?"

„Nur ein bisschen strechen."

Ich bin noch nicht zu steif, um mit der flachen Hand die warme Straße zu erspüren. Der Dehnungsschmerz ist angenehm. Die zerfurchte Straße dicht vor Augen, kommt mein Gedankenfluss abrupt zum Stillstand. Ich verharre etwa eine Sekunde pro gelaufenen Kilometer. Der Boden fühlt sich fest und zuverlässig an. Er nährt trotz seiner Lavakruste gelbe, halbverbrannte Büschel Steppengras, ein paar Oleander und den ruppigen Kiawestrauch. Er nährt auch mich. Ich lasse tief herabgebückt die Wohltat auf mich wirken.

In meinem blutgefüllten Schädel explodiert ein Trugbild.

Meine Zehen schlagen tief im Erdreich Wurzeln, blitzschnell wächst, wo eben noch mein Körper war, ein Baumstamm in mir hoch bis an den Hals, und gellend grün verwandelt sich mein Schrei zur Krone eines Urwaldriesen. Der Traum ist alt, und dennoch ist das Duplikat so explosiv, dass ich wie von der Startpistole abgeschossen in die Höhe schnelle und den Schock in Energie umsetze. Witzig, heute früh um 6.30 Uhr hatte ich zum Spaß für Axel einen Tiefstart wie ein Sprinter imitiert.

„Zu schnell", holt ihre Stimme mich zurück. Ich akzeptiere die Verwarnung.

Gleichmaß ist die Kunst der langen Strecken. Kein abrupter Tempowechsel ist erlaubt. Gleichmaß und den Schwerpunkt tief. Viel zu spät bin ich in meinem Läuferleben darauf gekommen, was es heißt, den eigenen Schwerpunkt tief zu legen. Drei Dinge sind dafür entscheidend: senkrechte Körperhaltung, hohe Beweglichkeit der Glieder und ein trainiertes Gleichgewicht, wie es der Kletterer im steilen Felsen nutzt. Bei schnellen Abwärtsläufen in gefährlichem Gelände habe ich bemerkt, wie sehr die Ohren und das Gleichgewichtsorgan zusammenwirken. Wenn ich meine Mütze über beide Ohren zog, war mein Gleichgewicht behindert, und ich hatte Mühe mit dem Tempo.

In der Ebene liegt das Gleichgewicht des Körpers dann am tiefsten, wenn die Sohle unbehindert jede überflüssige Angriffsfläche, die der Leib der Schwerkraft bietet, austariert. Barfuss geht das allemal am besten. Damit de Körper sich der Schwerkraft möglichst günstig stellt, sollte er so senkrecht wie es geht gehalten werden.

Der Oberkörper sollte sich so gut wie nicht bewegen. Das erfordert höchste Beweglichkeit von der Hüfte abwärts. Ein guter Läufer muss beweglich wie ein Tänzer sein: der unbewegte Oberkörper liegt gewichtlos auf der Hüfte wie auf Kugellagern, während er die Sensibilität der Sinne für das Gleichgewicht in seine Sohlen legt. Es ist entscheidend wichtig, richtig abzurollen – das übt man bei den schnellen Wechseln seines Untergrunds.

Ich halte meine Augen weiter in Bereitschaft. Auch für die Augen ist der schnelle Wechsel wichtig, möglichst ohne dass ich dabei meinen Kopf bewege. Wenn das Interesse an der Außenwelt erlahmt, dann wird man selber lahm.

In der Lavalandschaft öffnet sich ein Wunder. Auf der linken Straßenseite tut ein großer Tunnel seinen Eingang auf. Ein von der Natur geschaffener Stollen, der waagerecht und endlos seinen Weg in die geschichtete Terrasse nimmt. Erstaunlich, dass ich den noch nie gesehen habe. Dabei bin ich im Fahrradtraining oft vorbeigekommen. Mit jeder Fortbewegungsart lebst du in einer anderen Welt.

Man kann den Flugplatz schon von weitem sehen. Meine neue Euphorie hält an. Wie am Anfang werden auch am Schluß zehn Meilen einzeln aufgezählt. Vor der Abzweigung zum Airport winkt ein Dreiecksschild mit der frohen Botschaft, dass die letzten acht von 52 Meilen eingeläutet sind. Schon ein Stückchen vor dem Airport wird der Seitenstreifen merklich besser. Erleichtert ziehe ich mich weit vom weißen Strich nach innen an den Straßenrand zurück. Es tut gut, sich nicht mehr frontal dem immer dichter werdenden Verkehr entgegenstemmen zu müssen. Mehrmals haben schnelle Autos, die die linke Bahn zum Überholen nutzen, mir von hinten fast die Hüfte weggerissen.

Dieser Highway 19 müsste eigentlich nicht nur mit weißen Widmungen für heiße Triathleten ausgeschmückt sein. Wo sind die Dutzende von Kreuzen für die Toten, die auf dieser Schlachtbank während ihres Trainings für den Ironman ein jähes Ende fanden? Wo ist die Tafel für Pat Griscus, den wundervollen Triathleten mit dem amputierten Bein, der 1987 hier sein Leben ließ, bevor der Startschuss ihn zum neuen Ironman ins Wasser riss?

Ich hatte Pat nach unserem tollen Rennen in dem Jahr zuvor getröstet, weil er mit seiner Zeit von guten 14 Stunden nicht zufrieden war. Pat, wie viel Menschen auf der Welt hätten wie du den Mut gehabt, mit einem Bein 3,8 Kilometer zu schwimmen, 185 Kilometer Rad zu fahren und dann einen Marathon zu laufen? Freilich, ans große Preisgeld, das sie seit drei Jahren zahlen, sind wir beide nicht gekommen. Dafür hat der Mann, der dich zu Tode brachte, eine satte 50-Dollar-Buße für dein Leben aufgebracht. „Do not litter" steht als Warnung groß auf vielen Straßenschildern. Für Abfall, den du achtlos auf die Straße schmeißt, wird das Zehnfache an Bußgeld angedroht. 50 Dollar für den toten Pat, 500 Dollar für ein bisschen Dreck – der weise Richter wusste wohl, was für ein sauberer Junge Griscus war.

Der frühe Nachmittagsverkehr der immer quirligen Touristenstadt Kailua strömt uns jetzt entgegen. Hier sind die Menschen meist durch Presse, Funk und Fernsehen vom Wettkampf unterrichtet. Winken, lachen, staunende Gesichter und das Zeichen mit den aufgebogenen Fingern: „Shaka bra!" – Bleib locker, Junge.

Ich winke jedem einzelnen zurück. Weiter so, jetzt ist das kleinste Stück Ermunterung gefragt. Jeder Zuspruch bringt mir wieder einen Meter. Meine Güte, sind zwölf Kilometer heute lang!

Dann stehen da wahrhaftig Menschen auf der Straße, der Sonne ausgesetzt und ohne dass man weiß, warum. Sie winken wild mit ihren Mützen, als sie uns erkennen, und als ich sie auch erkenne, kriegt mein Herz vor Freude fast das Stolpern. Joanne und Cap, die uns am ersten Tag im Kajak das Geleit gegeben haben, sind kilometerweit gefahren, um uns die Strecke etwas zu verkürzen. Schon wieder zwei Delphine in der Wüste!

„Von allen, die bisher vorbeigekommen sind, siehst du bisher am besten aus! Lacht mir die freundliche Joanne entgegen.

„Hast du sonst noch was gemacht, außer ein Sonnenbad zu nehmen?" Joanne kehrt die routinierte Krankenschwester raus, die ihre Runde macht. Sie betreut noch immer Krebspatienten, obwohl sie schon den Ruhestand verbringen könnte. Wir lernten sie gerade erst vor einer Woche kennen. Freunde finden auf Hawaii ist keine Kunst. Sechs Kilometer sind wir gleich am ersten Trainingstag im Südmeer unterwegs gewesen. Im Anschluss fühlte ich mich nicht nur frisch und munter, ich hatte auch die letzte Ungewissheit überwunden, dass ich diesen Wettkampf nicht bestehen würde.

Ich duschte mir vergnügt das Salz vom Rücken und starrte voller Andacht auf Dave Scott, der in einem alten Auto am Kailuapier herumstand und mit einem Mädchen quatschte. Ihm gehört hier nicht nur die Bewunderung der Fans, sondern auch ein Fahrradladen. Als ich mich trockenrieb, erschien Joanne und bat mich, beim Familienfest am Thanksgiving ihr Gast zu sein. Sie hatte meine Narbe auf dem Bauch gesehen und sofort Bescheid gewusst. Wir hatten viel zu reden – Kunst, Kultur und Rockefeller, nur nicht über Krebs.

14.21 Uhr. Die Strecke ist nicht mehr so kahl. Je näher wir Kailua kommen, desto öfter unterbrechen blühende Gesträuche das Gestein. Ich male mir schon aus, wie diese Blüten, nun zum Blumen-Lei geflochten, meine Stirne schmücken werden. Jetzt müsste bald das Industriegebiet Kailuas kommen. Den Rest der Strecke glaube ich im Griff zu haben. Ich freue mich schon darauf, wie wir mit Christel und mit Axel feiern werden. Wir werden uns das Festmahl schmecken lassen.

„Ihr braucht mich jetzt nicht weiter zu versorgen. Alles, was ich jetzt noch esse, hemmt mich nur. Ich will mir nicht den Appetit auf unser Abendbrot verderben. Lass dir von Karl noch einmal frisches Wasser geben und sag ihm, dass er vorfährt und die Bilder schießen soll, wenn wir ins Ziel gelaufen kommen."

Kaum ist Karl weggefahren, wird mir kühl. Ich schütte meine blaue Kappe mit dem Eis aus. Der kalte Schweiß läuft mir die Glieder runter. Claudia wischt mir mit dem nassen Schwamm die Schultern, was ich plötzlich nicht ertragen kann. Ich bin völlig schlapp und ausgeglüht.

Es war ein Fehler, Karl vorauszuschicken. Noch eben hatte ich nicht den geringsten Appetit und glaubte, dass die Energiereserven bis zum Finish reichen. Jetzt leide ich ganz ekelhaft an Unterzuckerung. Ich keuche, mir ist schwindelig, alle Kraft ist weg, als ob mir einer auf den Schlauch tritt. Jetzt weiß ich, was es heißt, 30 Stunden unterwegs zu sein mit maximal sechs stunden Schlaf dazwischen.

Verzweifelt schaue ich dem Auto nach, das in der Ferne zu entschwinden droht. Ich fühle Panik wie ein über Bord Gefallener, ausgesetzt in der entsetzlichen Unendlichkeit des Ozeans. Ich winke sinnlos, unser Wagen ist zu weit. Die ganze 29 Stunden habe ich in schöner Regelmäßigkeit gegessen, und nun passiert mir auf den letzten Kilometern dieser Leichtsinn.

„Na ja, es geht hier auch bergan", versucht die Stimme neben mir zu trösten. Ich nicke mit dem Kopf und bleibe stumm. Mein Kamel mahlt mit dem Zähnen. Ich fühle mich verzweifelt schlecht. Wie oll ich bloß die letzten Kilometer schaffen? Bloß nicht gehen, wenigstens versuchen, meine Laufschritt zu behalten! Es ist der reine Krampf ... und es kommt noch schlimmer!

Ich fasse etwas Mut, wie ich das nächste Meilenschild orange aus dem Schotter leuchten sehe. Diese Meile kommt mir reichlich kurz vor. Also kann ich doch nicht so kaputt sein. Erwartungsvoll erreiche ich das Schild. Und bin geschockt! Auf dem Schild steht eine eingeschobene „0,4". Das hatte ich nicht im Programm. Ich hatte nicht daran gedacht, dass beim Marathon die Meilenlänge 52,4 beträgt. Das macht 600 Meter mehr, als ich auf der Rechnung hatte. Lächerliche 600 Meter, bei einer Wettkampfstrecke von 518 Kilometern! Davon sind jetzt nur noch drei Meilen oder viereinhalb Kilometer zu laufen, und mir ist zum Heulen.

Noch immer ist das rote Rücklicht unseres Autos zu erkennen. Ich kann das Licht sogar im Warnblinkrhythmus flackern sehen. Wir kommen näher ran. Zum Glück hat Karl erkannt, dass irgendetwas mit mir nicht in Ordnung ist. Er wartet, dass wir kommen. Karl, ich könnte dich umarmen!

„Lauf schnell rüber und besorg mir eine Coca und zwei Snikkers." Claudia kommt mit dem Gewünschten wieder. Ich reiß die eisgekühlte rote Büchse auf und lasse gierig ihren braunen Inhalt in die Kehle fließen. Ich mache das im Gehen. Meine Knie sind zu weich und zittern. Ich reiße einen Snicker auf und lasse die Verpackung fallen. Do not litter! Pat, jetzt steh mir bei. Mutti, 20.000 Kilometer fern in Deutschland, steh mir bei! Jens und Eva Lynn, Ihr habt mich beim Ironman in Köln begleitet und Ihr wisst, dass ich noch nie in meinem Leben aufgegeben habe, steht mir bei! Ich hab Euch beide vor neun Jahren nicht allein gelassen, als ich krank war, lasst mich dafür heute nicht allein. Ich brauche jede Hilfe, die ich haben kann.

Es scheint zu funktionieren. Die Coca schießt sofort ins Blut. Ich habe diesen Schriftzug in mein Herz geschlossen, auch das Koffein tut gut. Es hilft mir bei der Fettverbrennung. Für den Genuss hat mein Kamel heut lange laufen müssen. Mutti, Jens und Eva Lynn, ich komme!

Aufgeregt winkt Karl nach vorne. Vor der Abzweigung ins Industriegebiet bewegt sich langsam das Begleitfahrzeug von einem anderen Läufer. Deutlich ist das rote Schild am Heck zu sehen: "Cautious! Bikers & Runners ahead!"

Dieser Anblick ist erregend. Hilfe in höchster Not! Mein Jagdinstinkt hat mich schon übermannt, deshalb vergesse ich sogar, den Dank an meine Lieben abzustatten, die mir eben aus der Patsche halfen. Ich vertraue blind darauf, dass ihre Kraft mich leitet.

„Den kriegst du noch", ruft Karl.

Ich nicke stumm und lege etwas Tempo zu. Bloß jetzt nicht zu schnell beschleunigen, es bleibt genügend Zeit, die Truppe vor uns einzuholen.

„Mach keinen Quatsch", zischt Claudia mit verzweifeltem Gesicht. Sie weiß, dass ich nicht auf sie höre. „Lauf bitte nicht so schnell!"

Wahrscheinlich glaubt sie, dass mich gleich der Herzschlag trifft. Ich lasse eine Winzigkeit im Tempo nach, das ist die einzige Konzession. Der Mann da vorne ebenso wie sein Begleiter schauen sich dauernd um. Sie wissen, dass ich komme. Werden sie ihr Tempo ebenfalls erhöhen? Das ist mir jetzt egal, ich werde eisern darauf dringen, dass der Abstand kleiner wird. Als sich unsere Blicke trafen, hat es bei mir „klick" gemacht. Ich bin auf Eurem Leitstrahl, Freunde, macht was Ihr wollt, Ihr schüttelt mich nicht ab!

Ich finde mich gemein, weil Claudia sich mit ihrem kranken Bein so hetzen muss, und dennoch gibt es nichts mehr, das mich halten kann.

„Es fehlen nur noch ein paar Zentimeter!" jubelt Karl, der jetzt im Wagen dicht voraus fährt. Ich glaube, Claudia könnte ihn erwürgen. Die beiden Männer vor uns sind zum Greifen nahe.

Mit jedem Schritt, den wir herangekommen sind, hat sich mein kannibalisches Gespür gesteigert. Ich fühle, wie ich ihnen ihre Kraft aussauge, ich spüre, wie die eigene Kraft mit jedem Meter wächst, den ich mich nähere. Jeder, der an einem Wettkampf teilgenommen hat, kennt das Gefühl. Dennoch gibt es für mich gute Gründe, das Gefühl nur zögernd zu gestehen.

Beim Berliner City-Marathon von 1981 traf ich nicht nur meinen Arzt van Aaken wieder, auch die sterbenskranke Mutter eines Freundes ließ es sich nicht nehmen, mir zwei Tage vor dem Tod noch einmal zuzuwinken. Ich erschauerte, als ich sie sah, gestützt auf ihren Sohn, den Arm erhoben wie zum Gruße aus dem Jenseits. Ich fühlte mich zugleich beglückt und sehr erhoben.

Ein Jahr später starb ein guter Freund von mir bei einer Demo – das war zwei Tage vor dem neuen City-Marathon. Die Todesnachricht eines zweiten Freundes hielt ich in den Händen, als ich gerade zu meinem siebenten Marathon aufbrach. Mein Schwiegervater starb, als ein Jahr später der Startschuss zum Marathon in Wien fiel. Da rannte ich so gut wie nie. Immer war ich überzeugt, dass ich die Kraft der Toten in mir trage. Sie nährten mich mit ihrem Mana, und ich legte ihnen die erworbenen Medaillen in ihr Grab. Bei jedem großen Wettkampf stellte ich die Frage, wer es diesmal sein wird. Claudia denkt wahrscheinlich, dass es irgendwann mich selber trifft.

Wir rennen auf der letzten Meile. Vor uns liegt der kurze steile Abhang in die Stadt. An dieser Stelle muss es sein. Rasch spurte ich an meinem Vordermann vorbei. Er leistet keine Gegenwehr. Wir sind schon dicht am Ziel und müssen schnell entscheiden, wie wir uns den Fotografen stellen. Fragend wende ich den Kopf zur Seite – und blicke in die müden Züge Woody Woodruffs! Er schüttelt mit dem Kopf, als wollte er meine unausgesprochene Frage beantworten, ob wir zusammen einlaufen sollen. Später werde ich mir nicht verzeihen, dass ich es nicht dennoch tat.

Den steilen Abhang nutze ich, um noch so viel wie möglich Abstand zwischen mir und Woody herzustellen. Tempo! Links geht es in den Kuakini Highway – Tempo! Tempo! – und dann rechts in die Palani Road, an deren Ende uns die roten Tüten scharf nach rechts in den Alii Drive geleiten. Weiter Tempo! Nur noch ein paar Meter unter der Allee von Banyanbäumen bis zum weißen Transparent. Und immer Tempo! Ich höre meinen Namen, sehe grelles Blitzlicht, rieche nach drei Tagen wieder den betörenden Geruch des noch nicht fassbaren Kailua-Piers, schmecke Salz auf meinen Lippen, fühle neben mir das Mädchen, das mich stützt. Wir sind da.

518 Kilometer.

Nach 30 Stunden, 32 Minuten und sechs Sekunden sind wir angekommen.

Eine Brieftaube ist dreimal so schnell.

VII.

Aloha

To love is to be happy with. (Huna)

Der Krieger stellt sich nie in den Vordergrund. Er hat seine Wichtigkeit aufgegeben und lässt anderen den Vortritt.

Castaneda

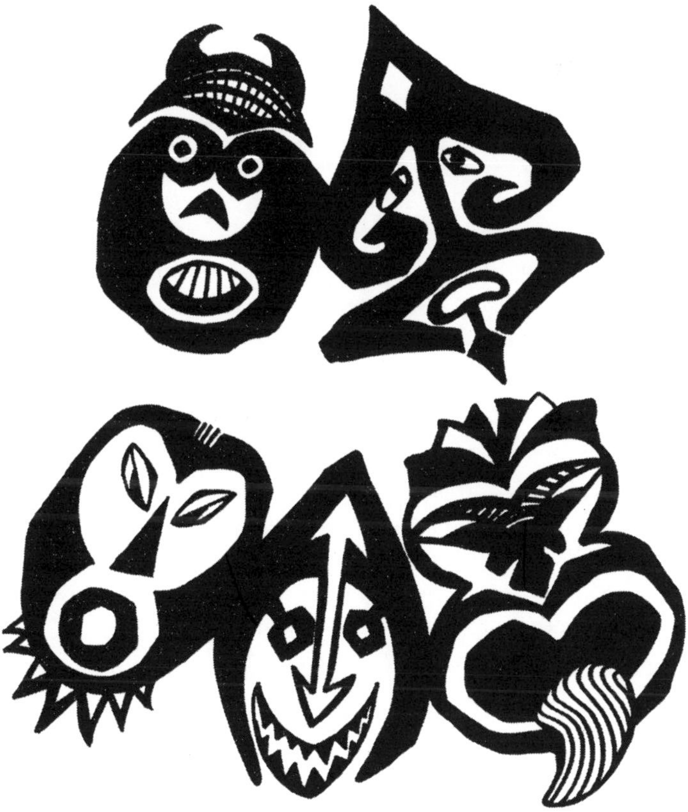

Ich war zu schnell gelaufen. Mein Kamel war mit mir durchgegangen. Ich musste warten, bis mein Selbst den Weg zu mir zurückfand. Es passierte der bekannte Griff zur Stoppuhr, die 9:22:44 Stunden zeigte. Es passierten Glückwünsche und Händeschütteln, Küsse und Umarmungen, Getränke und Gelächter. Es passierten Interviews, viele Fragen nach dem Rennverlauf und die gestellten Posen mit dem Siegerkranz, den Curtis mir auf meine Schädel drückte. Claudia und Axel mussten lachen: „Jetzt siehst du aus wie der Typ auf dem Fünfzigmarkschein."

Und es gab das Wiedersehen mit den fünf Gefährten, die es vor mir schafften. Woody, in der Tageswertung auf Platz 7, war drei Sekunden nach mir angekommen. Ich war immer noch betäubt, doch voller Freude. Auf den Banyanbäumen vor dem King-Kamehameha-Hotel sammelten sich die Vögel. Ihr Gekreische würde uns bis in die Dunkelheit begleiten. Neben mir auf der Massagebank lag Woody, der wieder Zweiter in der Gesamtwertung geworden war. Während sie uns gründlich kneteten, konnte ich mein Herz ausschütten.

„Es tut mir leid, dass ich noch kurz vor Schluß an dir vorbeigelaufen bin."

„Das ist ok. Der erste, der vorbeikam, hat mich heute mehr getroffen."

„Wer hat gewonnen?"

„Gary Shields. Er hat mit 24:42 sogar den neuen Streckenrekord."

„Wahnsinn. Ihr Burschen wollt es zu sehr wissen."

„Ach hör auf. Die Frauen sind die wahren Helden dieser Strecke. Ohne sie wär keiner hier im Ziel. Die haben uns bloß aus Barmherzigkeit hierher geschleppt. Während wir uns in lallende Babys zurückverwandeln, haben sie uns gehätschelt und gewikkelt, getröstet und die Brust gegeben. Mann, mir ging es heute schlecht."

„Meine Ironmanbürde ist auch in der Sonne geschmolzen wie Blei."

Wir lachten beide und genossen die Behandlung. Ich machte gleich im Anschluss eine halbe Stunde Dehngymnastik und begann, mich rundum wohl zu fühlen. Ich hatte nicht einmal die kleinste Blase, keine Wadenkrämpfe, auch das Knie und die Achillessehne waren heil. Ich klatschte mir die Hände wund für jeden, der das Ziel erreichte. Als erste Frau kam die Japanerin Nagako. Sie machte Freudensprünge und war ausgelassen wie ein Püppchen. So wie bei ihr war auch bei anderen Japanern nichts von asiatischer Gelassenheit zu spüren.

Zwei von ihnen hatten sich als Hulagirls verkleidet und bereiteten den Landsleuten einen stürmischen Empfang. Alle brüllten, tanzten, warfen ihre Mützen hoch und weinten. Selbst der alte Mori, letzter unter den Japanern, trug ein strahlendes Gesicht. „Das ist ein Glück, das nicht mit Geld zu kaufen ist."

Nach ihm folgte spät am Abend Donatucci, der sich jetzt gelassen in sein Schicksal fügte. Die beiden Söhne griffen ihren Vater stolz an seinen Händen. Kein Sieger hatte einen besseren Empfang.

Meine Augen blieben trocken bis zum Sonnenuntergang. Wir gingen an den Kai, um auf das Meer zu schauen. Das Wasser spritzte wieder hoch wie am ersten Tag, als wir dem Start entgegenbangten. Zwei dunkelbraune Jungen spielten auf dem Surfbrett. Der eine sprang sogar im Kopfstand in die Wellen und vollführte Loopings wie ein Mauersegler.

Er hatte etwas von dem Contergan-Kid, das ich vor zwei Jahren in Kailua sah. Dieser kleine Kerl war eines Tages spurlos fort. Auch unsere Freundin Christel hatte nicht ermitteln können, wo er hingegangen war. Andere Junge hatte ihm das Skateboard weggenommen, das ihm mehr als eine Krücke war. Christel, die ihn mochte, hatte ihm ein neues Brett versprochen. Mit dem Spielzeug hatten sie ihm auch das Lachen fortgenommen. Ich hoffte, dass ich ihm erneut begegnen würde.

Jetzt war ich wirklich angekommen. Der Zirkel hatte sich geschlossen. Ich fühlte mich am Ziel der langen Reise zu mir selbst. Nichts hielt mich mehr zurück. Ich heulte hemmungslos vor Schmerz und Glück. Ich schluchzte, würgte, greinte die Glückseligkeit aus meiner Seele. Es schüttelte mich von den Schultern bis ins Mark. Ich genoß mein Weinen und die Trauer um die Grenzenlosigkeit des Glücks, das ich nicht fassen konnte. Ich gab dem Meer, das sich gelassen in den letzten Sonnenstrahle wiegte, alles Salz zurück, das ich am ersten Tag der Odyssee aus ihm getrunken hatte.

Ein kleines Motorboot fuhr tuckernd in die Nacht, die In Hawaii im Handumdrehen auf den Tag folgt. Ich musste meine Hände nicht mehr länger vor die Augen halten, um die Tränen zu verbergen. Die Hände mussten helfen zu begreifen, was den Augen durch das Übermaß an Schönheit vorenthalten blieb, die mit dem Licht des ausgegangenen Tages starb.

Ich ging zurück zu den Gesichtern, die ich liebte und begann, sie mit all der Wärme und der Hingegebenheit zu streicheln, die in den drei letzten Tagen in mir freigeworden war. Ich küsste die Gesichter oder rieb mich mit den Nasen, legte meine Wage an die ihren und umschlang die Körper, die wie meiner alles hingegeben hatten, um bereit zu sein, bis zum Bersten mit dem Sturzbach tief vergrabener Gefühle angefüllt zu werden. Die Haut von Claudia roch nach Zimt. Ich fasste ihre Hand, wie um sie nie mehr loszulassen.

Das abgrundtiefe Glück, das mich ergriffen hatte, war vollkommen. Eine breite Ruhe legte sich auf mich, schwarz und schwer und glatt und unerschütterlich wie das Korallenmeer, das sich mit der Nacht verbündet hatte. Jetzt war ich meiner Grenzenlosigkeit gewachsen. Ich erlebte die Erschütterung mit allen Fasern meines Körpers, den ich vor drei Tagen angefangen hatte, neu zu kennen, um sie lange zu bewahren.

Es war Sonntagabend und der 27.November, 20 Uhr. Es war zugleich ein Montag, 28. November früh um 7 Uhr nach deutscher Ortszeit. Ohne dass der Shoppingcentertrubel von Kailua mich erreichte, stützte ich in der Boutique von Christel meine Arme um das altmodische Telefon und meldete ein Ferngespräch nach Deutschland an. Ich hatte Lynn sogleich am Apparat und war bei ihren ersten Gratulanten, obwohl sie ihren 16. Geburtstag eigentlich erst nachmittags begehen müsste, weil sie es mit dem Geborenwerden nicht so eilig hatte.

Für mich war dieser Tag vor 16 Jahren mindestens so lang

und inhaltsreich gewesen wie der heutige, ich hatte Lynns Geburt vom frühen Morgen bis zum ersten Schrei am Nachmittag erlebt und sie in Schweiß und Schmerz und Blut und Schleim begleitet. Niemals kann ich ohne Trauer daran denke, dass ich zu verschüchtert war, um ihren kleinen nackten Körper an die Brust zu drücken und zu streicheln.

Man hatte mich zur Essenszeit des Krankenhauses bei meiner Frau und ihr zurückgelassen, um den erschöpften Schlaf der beiden zu bewachen. Niemand war darauf gekommen, mir das kleine Bündel in die Hand zu drücken. Sie lag in einer Plastikschale ohne Kissen, die so schrecklich abweisend steril aussah, dass ich nicht wagte, sie mit meinen bloßen Händen zu berühren. Ich kniete vor ihr nieder und ließ meine Tränen auf sie rinnen und erhoffte flehentlich, dass ihr das nicht schaden würde. Meine Arme hingen mir zur Seite schlaff herunter.

Lynn war das geworden, was wir beide wünschten – eine Tochter, die an Kraft und Klugheit und Lebendigkeit die Eltern übertraf. Drei Meere lagen zwischen mir und ihr. Doch diesmal hatte ich nicht die geringste Schwierigkeit, sie zu umarmen. Ich verschränkte meine Arme um das Telefon und fühlte mich wie eine Henne, die das Küken schützt. Es war ein Dialog von Sonntagnacht zu Montagmorgen. Es war das satte Glück des Tagesausklangs, das mit dem aufgeregten jungen Glück des frühen Morgen sprach.

„Hey, kleine Lady", sagte Sonntagabend, „hier spricht das Kamel." (Nur wir beide wussten, dass in Wahrheit das Kamel bei uns „der Elch" heißt. Diese Tiere sind – der Brehm mag es verzeihen – zwischen uns identisch. Lynn hat mir als kleines Mädchen mal ein Tier geknetet, das ich, hart gebrannt und schön bemalt, noch heute stolz besitze. Der Elch-Kamel-Kopf trägt ein meisterhaft verästeltes Geweih. Der Drachenleib läuft dann reptilienhaft in einen grüngezackten Schwanz aus, während das Biest auf seinen Schultern Flügel trägt. Wer hat dem kleinen Fräulein nur so früh verraten, wie es um die Beschaffenheit der drei Selbste in mir steht? Es vergingen Jahre, bis ich selbst es rausgefunden habe.)

„Hallo Elch," gab Montagmorgen aufgedreht zurück.

„Erstmal gratuliere ich Dir zum Geburtstag, den du vor dir hast, dann kannst du mir zum Erfolg des Wettkampfs gratulieren, den ich eben abgeschlossen habe", sagte Sonntagabend.

„Gratuliere, Mann, das ist ja toll, lass mich sofort alles hören!" sprudelte der blendaxfrische Montagsmund.

„Na, ich war die letzten Tage schwer auf Achse wie die Bremer Stadtmusikanten, nach dem Motto: etwas Besseres als den Tod finden wir überall", schwärmte satt der Sonntagabend.

„Und wie geht's dir jetzt?" fuhr Montagfrüh dazwischen.

„Ich bin Sieger meiner Altersklasse und der Neunte insgesamt, und ich hab dich ganz toll lieb und will die ganze Welt umarmen!"

„Mann, ich raste aus, äy, und ich habe heute Nachmittag ne super Party, da kann ich den Leuten was berichten", sprudelte der Montagmorgen in mein Ohr.

„Ich hab Montag auch `ne Party, aber dann ist deine schon vorbei, weil wir hier mit der Zeit elf Stunden zurück sind. Wir kriegen hier für unsere Feier schöne Blumenketten um, aber die sind schon verblüht, wenn ich zurück bin. Aber du kriegst zum Geburtstag von mir eine Kette, die dich dein ganzes Leben lang begleiten und beschützen soll", raunte Sonntagabend mit gesenkter Stimme.

„O, danke, lieber Elch! Was ist das für `ne Party bei dir heute, nein, ich meine morgen?"

„Na, eigentlich sind die drei letzten Tage nur die Vorbereitung für das große Fest der Liebe, das alle Teilnehmer am vierten Tag zusammen feiern. Wir gehen vorher nur zusammen durch das Fegefeuer, damit wir uns am vierten Tage hemmungslos umarmen können."

„Mannomann, du alter Elch, ich hab dich immer lieb, auch wenn du nicht so was Verrücktes anstellst", flötete der Montagmorgen süß.

Während das Gespräch die Ozeane überwand, versuchte ich mir vorzustellen, ob es irgendwo per Kabel das Korallenmeer durcheilte, wo die weisen Wale, unsere letzten Saurier der Tiefe, es belauschten. Oder ob es über Satellitenfunk in Astronautenhöhe über den verschwenderischen Sternenhimmel ging, der den Sonntagabend auf Hawaii mit dem Montagmorgen in der Bundeshauptstadt Bonn verband.

Ich schlief auch in der vierten Nacht nicht viel. In allen Phasen lief der Wettkampffilm erneut durch meinen Kopf, wobei ich in Gedanken mit der Niederschrift begann.

Nach einer kurzen Nacht erwachten wir im Morgengrauen. Mit einem sterbensmüden Axel saßen wir zu dritt am Frühstückstisch und ließen uns ein köstliches Melonenmüsli mit Papayas, Makademianüssen, Birnen und Bananen schmecken. Dazu Konakaffee, nicht zu knapp, Weißbrot, Honig, Käse und ein bisschen Schokolade aus der Vorratskiste der vergangenen Tage. Große Mengen Restverpflegung hatte Claudia noch am Abend in der Jugendherberge verschenkt, in die sie Karl zurückverfrachtet hatte.

Dann joggten wir, wie jeden Morgen, den Alii Drive ein Stückchen rauf und runter. Es waren jetzt am 28. November weniger Läufer auf der Straße als in der Zeit des Ironman, aber einige sind immer unterwegs, und selbst den einen oder anderen Biker sieht man tief gebeugt auf seinen Aerolenker sein elegantes Trainingsritual vollziehen. Auch ein paar unentwegte Ultramänner der Japaner, die ich ohne Nummernschild nicht namentlich erkannte, machten einen Gruppenlauf. Wir grüßten uns, und alle machten einen Diener. Wir Deutschen mussten lachen über soviel Höflichkeit. Ich fühlte mich so richtig wohl in meiner Haut.

Am Nachmittag erschienen wir im King Kamehameha, wo alle 32 Ultramänner in Begleitung ihrer Teams ein letztes Mal zusammenkamen. Wo sich jetzt das teuerste Luxushotel von Kailua am Ende der Bayanbaumallee erhebt, hatte vor 200 Jahren der Beherrscher aller Insel, King Kamehameha, seine schlichte Residenz. Ein paar grasgedeckte Hütten, ein paar Pavillons aus Holz sowie ein kleiner Tempel, der noch heute steht – das war alles, was der letzte große Sohn der Polynesier sich und seinem engsten Hofstaat gönnte. Mit einem hohen Blutzoll hatte er die Einigung des großen Inselreiches erzwungen. Doch statt das Schicksal seines Volkes gegen die Zerstörer aus der fremden, weißen Welt zu wenden, hat er dessen Unterwerfung durch die Opferung der Führungsschicht fatal verschlimmert und beschleunigt.

Wir trafen uns im Garten des Hotels Kamehameha,

vor dem kleinen Pavillon der Königsresidenz. Die Stimmung unseres Abschlussfestes war gelöst. Es herrschte eine Atmosphäre wie auf einem Klassentreffen. Wir waren uns vertraut und nahe, wie Menschen sich nur selten nahe kommen. Wir hatten einander unser Innerstes offenbart. Es war ein Familienfest, auf dem sich jeder zeigen durfte, wie er war.

Ich schwankte zwischen Glücksgefühl und Wehmut. Mein Herz war voll und schwer und schien mit jedem Abschied, den ich nehmen musste, mehr zu wiegen. Ich wollte nicht, dass die Ohana auseinander ging. Ich wollte nicht, dass alles aus war. Auch jene, die das letzte Ziel nicht hatten schaffen können, waren aufgenommen in de Kreis und gehörten um nichts weniger zu uns. Zu uns gehörten alle, die früher schon einmal dabei gewesen waren und aus irgendeinem Grund nicht kommen konnten – ebenso wie der besagte eine, der nie mehr kommen wird und dennoch immer wieder da ist.

Ich umarmte Curtis und ich küsste Lesly, seine blonde Frau, auf deren Schultern eines Tennis-Ex-Stars kein geringer Teil der Last der letzten Tage lag. Mit Cowman übte ich den brüderlichen Handschlag unter Hawaiianern, während Woodys Freundin Valerie mir lachend die Erlaubnis gab, die Hand auf ihren silberhellen Kopf zu legen: „Valerie, ich wollte nur mal fühlen, ob du einen Heiligenschein trägst. Woody hat dich gestern so in den Himmel gehoben, dass ich nicht mehr sicher war, ob du aus Fleisch und Blut bist.“ Woody dankte ich noch einmal – ohne meine Skrupel zu verbergen – dass er mich am letzten Tag durch sein Erscheinen aus der größten Not gerettet hatte.

Auf dem Kamehameha-Podium hatte Curtis Tyler inzwischen die Siegerehrung vorgenommen. Jeder erhielt eine Plakette mit Platzierung und Namen, die auf Koaholz befestigt war. Das hawaiianische Mahagoni wird bis zu 30 Meter im Urwald hoch, der Stamm ist mitunter mehrere Meter dick. Bevor die Hawaiianer einen Koastamm fällten, um ihre Kanus daraus zu hauen, schickten sie einen Fliegenschnäpper den Stamm hinauf. Rannte er hinauf, ohne durch Picken nach Käfern morsche Stellen zu verraten, wurde der Baum gefällt.

Mir gefiel die Anspielung, dass wir aus dem Holz des Koabaums geschnitten wären, auch wenn unser großer Sieger Gary Shields, der Bootsbauer auf Big Island war, erklärte, dass heute die Kanus aus Kunststoff sind. Unsere Trophäe zeichnete den Umriss von Big Island nach.

Jeder, er aufs Podium trat, um seine Auszeichnung entgegenzunehmen, sollte eine kleine Ansprache oder Darbietung liefern. Woody, der nun schon zweimal mit dem zweiten Platz hatte zufrieden sein müssen, zeigte sich der Situation mehr als gewachsen und wurde damit noch nachträglich zum Sieger: Er zahlte Curtis sofort die 350 Dollar Startgeld für den nächsten Ultraman und bewies damit, dass er nicht resignieren würde. Von den Japanern, die meist kaum ein Wort Englisch sprachen, sang einer „We shall overcome." Wir sangen alle mit.

Curtis vergab auch noch drei Sonderpreise. Der für den schwersten Teilnehmer war zwischen Cowman und dem Schwimmer Ferstel hart umstritten. Cowman, der den Nachtisch schon gegessen hatte, wurde Sieger. Der Preis für unser Leichtgewicht schien Mitsutani sicher, die beim Doppelmarathon der Schwerkraft ein Schnippchen geschlagen hatte. Sie musste ihn jedoch an einen Landsmann weiterreichen, der noch ein paar Gramm mehr auf der Strecke gelassen hatte. Der Preis für das originellste Team ging an die Mannschaft Manuel Da Costas aus Brasilien.

Ich versuchte, die Gemeinsamkeit in den Gesichtern meiner Freunde zu erkennen. Es musste da ein kleines Stück Veränderung sein, das allen in den Tagen unserer Prüfung widerfahren war. Einen Tag wie gestern übersteht man nicht, ohne dass es im Magnetfeld deiner Kräfte ein paar Späne gibt, die sich für immer in ein neues Muster fügen. Was sollte ich den Freunden sagen?

Ich liebe Wettkämpfe, bei denen alle Teilnehmer auf einem

Gruppenbild zusammen kommen. Ich habe dieses Foto vor dem Hintergrund des grasbedeckten Herrscherhauses und der Bucht, die unser Start und Ziel war, ungezählte Male mit den Augen abgeweidet. Die Gesichter meiner Freunde leuchten weich und weiblich, sie sind schön. Und das, obwohl sie unerbittlich hart mit sich gewesen sind. Jede Frau und jede Mann von ihnen wäre würdig, die Besten in der Schar der alten Herrscher zu vertreten. Sie können kämpfen und sie können siegen. Selbst wenn er wollte, könnte keiner um das Stück Unmöglichkeit zurück, das er seit gestern überschritten hatte.

Auch bei Kamehameha kämpften Frauen in der Schar der Krieger. Die Kraft der schönen Kämpferinnen stand der Kraft der Männer in nichts nach. Die Leiber vieler Frauen waren groß und schwer, ohne dass sie ihre wilde Weiblichkeit verleugneten. Zugleich ist in den Körpern vieler Männer auf den Inseln noch immer jene Anmut zu entdecken, die gemeinhin nur den Frauen vorbehalten scheint. Schlank sind die Geschlechter beide nur, wenn andere Rassen sich in ihnen mischen. Nie habe ich so stark wie in Hawaii die Einheit in der Gegensätzlichkeit erlebt: Männlichkeit und Weiblichkeit, Schmerz und Entzücken, Vergänglichkeit und Dauer. Hier kannst du lernen, mit dem Tod zu leben.

Ich wusste jetzt, was die Gefährten der vergangenen Tage von mir hören sollten. Ich betrat die Bühne und versuchte, ihre Blicke auf die eigene Tat zu lenken. An meiner Stelle sollte ihr bewusstes Selbst, das mittlere mit seinem hohen und dem niederen Genossen sprechen:

„Aloha Freunde, ich liebe Eure lächelnden Gesichter! Ich habe sie den ganzen Weg vom ersten bis zum letzten Tag geliebt. Es war ein langer Weg und es ist eine große Liebe. Ich habe sie geliebt, wie ich mein eigenes Leben liebe. Nie ist dir mehr bewusst, wie schön das Leben ist, als wenn du weißt, dass deine Zeit bemessen ist.

Als man mir neun Jahre vorher sagte, dass die Zahl der Tage, die ich hätte, sehr begrenzt ist, habe ich mir nur noch diesen einen Tag gewünscht, den ich jetzt mit Euch verbringen darf.

Drei Tage lang sind wir geschwommen, Rad gefahren und

gelaufen. Es war eine große Geste der Vergänglichkeit. Manchmal waren wir erschöpft dem Tode näher als dem Leben. Aber spürten wir nicht gerade dann am stärksten, welche Lust es ist zu leben?

Als Menschen sind wir Wesen der Bewegung. Wir erfüllen unser Schicksal, wenn wir mit dem Körper sprechen statt mit Worten. Wir hinterlassen keine Werke für die Ewigkeit, unsere Leistung hat nur einen Wert, solange wir uns selbst an sie erinnern. Aber dennoch darf sich jeder hier getrost an allem messen, was Menschen Hand und Fuß und Kopf geschaffen haben, denn uns treibt die gleiche Kraft. Die gleiche Kraft, die einem Maler oder Sänger, einen Dichter oder Tänzer seinen Rhythmus zudiktiert.

Wer sich mit jedem Schritt seinen Weg neu zu schaffen weiß, ist schon am Ziel.

Engel, sagt man, kennen keine Farben. Engel kennen nicht die Freude eines Duftes, die Lust des Essens, Singens, Tanzens, des Geschlechts. Die Unsterblichen besitzen alles, bis auf eins: den Tod, der uns die Lust der Sinne schenkt. Die Flamme muss verbrennen, wenn sie leuchten soll, und unser Leben muss vergehen, wenn es Lied und Dichtung, Tanz und Wettstreit werden will. Die Schönhit, die wir schaffen, enthält in sich bereits den Schmerz des Wissens um ihr Ende. Leben ist Bewegung, und am Ende der Bewegung steht der Tod.

Die Götter, meine Freunde, neiden uns die Gabe unserer Sterblichkeit. Den Unsterblichen ist nicht gegeben, jemals zu erfahren, welche süße Flamme in uns brennt. Der Preis, den wir dafür bezahlen, ist der Tod. Der Tod ist der Tribut für den Triumph, dass wir im Wettstreit um das höchste Glück selbst die Unsterblichen herauszufordern wagen.

Dies, meine Freunde, ist das wirkliche Motiv vom Mythos des Marsyas, jenes kühnen Fauns, der mit seinem Flötenspiel den Gott der Kunst zum Wettstreit aufzufordern wagte. Marsyas ist das Bocksbein mit den Eselsohren und dem Pferdekopf, das in uns allen steckt, geschmückt mit Blumenkränzen und getrieben zu Entaußerungen, die ihn in Zungen manchmal unsere Zukunft deuten lässt. Viele Künstler haben uns beschrieben, welches Schicksal ihm beschieden war: Apollo hat ihn an den Füßen aufgehängt, enthäutet und seziert, solange er am Leben war. Doch indem er dafür büßte, dass er eine Frucht genossen hatte, die selbst Göttern vorenthalten bleibt, triumphierte er zugleich im Wettstreit mit dem Widersacher: das Wissen um den Tod gab seinem Spiel die Schönheit, die der Unsterbliche entbehrt.

Aloha, meine Freunde!

Ich liebe Eure lächelnden Gesichter.

Ich liebe Euch."

4187471R00085

Printed in Germany
by Amazon Distribution
GmbH, Leipzig